HOME DENTIST PROFESSIONAL 1

ホームデンティスト プロフェッショナル

歯周病の病因論と歯周治療の考え方

著

岡 賢二

藤木省三

ホームデンティスト・プロフェッショナルとは

- 最新のペリオドントロジーとカリオロジーに基づく臨床を実践する歯科医院
- 「過去に対する治療」と「未来に対する治療」をバランスよく行い、患者さんの口腔の健康を維持できる歯科医院

それが、本書で提唱する「ホームデンティスト・プロフェッショナル」です。

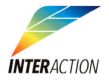

INTER ACTION

序

地域の歯科医院が行う歯周治療とは？
その本質を模索し続けた臨床の旅

　筆者らが開業した35年前、歯科医師はう窩や欠損、骨吸収などへの治療に追われていました。「過去に対する治療」が主流の時代です。私達も当初は何の疑問もなくそれを行っていました。

　その後、歯周治療に関してはスケーリング、ルートプレーニング（SRP）とメインテナンスが最も基本的で重要な治療であることを学び、診療室の方針を切り替えていきました。同時にすべての患者の口腔内写真、エックス線写真を規格的に撮り、データベース化し、症例の行く末を検証し始めたのです。メインテナンスでは患者のライフステージに合わせ、う蝕予防にも取り組みました。

　5年、10年と記録をとり、治療結果の検証を続ける中で私達が見たものは、適切なSRPとメインテナンスによる歯周病の素晴らしい経過でした。この体験の連続により、歯周病そのものに対する見方が変わっていきました。同時に「歯周外科は何だったのか」「歯周治療の主体とは何か」との疑問が沸いてきたのです。

　その中で私達がだした結論は、歯周外科は「疾患」そのものへの治療ではなく、「疾患によって破壊された歯周組織の修復」が目的であること、「疾患」そのものの発症や進行、再発防止に必要な本質的な治療は、SRPとメインテナンスであるということでした。

　それでも、なおSRP中心でなぜ改善するかの科学的な説明はつかないままでした。さらに進み方も人により異なる、かつプラーク・歯石の量だけで説明のつかない患者達がいました。臨床で見る歯周病の実態は、色々な要因に左右される実に多様なものでした。「歯周病とは一体、何か？」私達の旅はまだ続きます。

　さらに10年の月日が流れ、ようやく喫煙が歯周炎の大きなリスクであること、歯周炎は生体の防御と細菌の攻撃の均衡が崩れた時に進行することが科学的に解明されました。それにより明らかになった歯周病の姿は、私達が臨床で見続けてきた実像と、まさに一致していました。臨床の疑問がようやく解けた瞬間です。歯周病の本当の姿が見えたのです。同時に病因論をふまえた臨床こそが、口腔を歯科疾患から守り、患者の健康を維持するための本質であると確信しました。これはう蝕についても同じです。

歯科疾患そのものに
フォーカスをあてた新しい臨床の展開を

　だからこそ、歯科医師と歯科衛生士は病因論そのものを正しく学んでおかねばなりません。それにより、歯科医師と歯科衛生士とのチーム医療の重要性をより深く理解することができるようになるでしょう。また、歯科疾患の本質を学ぶことで、患者を受け入れ、時間軸で考えつつ臨床を行うこと、その経験を蓄積・検証し、臨床判断の引き出しを増やしていくことに価値を見出せるようになっていくはずです。

　糖尿病の専門医が「糖尿病」そのものに働きかけ、チームで仕事をするように、私達歯科医師もう蝕や歯周病など「歯科疾患」そのものにチームで働きかける。そして、プロローグで後述する「過去に対する治療」と「未来に対する治療」をバランス良く行う。これがこれからの歯科臨床の本道と考えています。

　本シリーズではホームデンティスト・プロフェッショナルに必要とされる考え方と実践方法を、知識だけではなく、これまでの経緯も含めて述べてみたいと思います。本シリーズが多くの患者の幸福に繋がることを願っています。

シリーズ紹介

第1巻
歯周病の病因論と歯周治療の考え方

　ホームデンティスト・プロフェッショナルとして歯周治療とメインテナンスを行う際に理解しておくべき病因論を中心に解説します。病因論は頭に入れておけばよいと考える方が多いようですが、大切なことは病因論を毎日の臨床に落とし込むことです。第1巻では、病因論を基に、歯周病患者をどのように診ていけばよいかに重点をおいて解説しています。

第2巻
チーム医療で取り組む歯科医院づくりの実践

　ホームデンティスト・プロフェッショナルは、歯科医師一人で実践できるわけではありません。診療室単位で目的やシステムを明確にし、かつ優秀なスタッフを育成することが不可欠です。また、それぞれの歯科医院は地域や環境などが異なるため、診療室の正しいあり方は、決して一つではありません。自分の医院のあり方を環境や変化に応じて自分で考えていくことが大切です。第2巻では、30歳代、40歳代という若い世代の歯科医師にも協力を得て、どのようにして診療室をつくりあげるかをわかりやすく解説しています。

第3巻
歯周基本治療のエッセンスとノウハウ

　最も有効な歯周治療は、発症させないことです。しかし、現実には多くの患者が歯周病に罹患しています。ホームデンティスト・プロフェッショナルでは、「過去のための治療」すなわち歯周基本治療を正しく、的確に行わねばなりません。それには、豊富な知識と繊細な技術、患者への配慮が不可欠です。第3巻では20年以上の経験を持つ歯科衛生士による解説を中心に現場で役立つ情報を満載しています。

第4巻
メインテナンスのエッセンスとノウハウ

　歯周基本治療は言わば「過去に対する治療」であり、ゴールではありません。その終了時がその患者にとって「未来に対する治療」、すなわちメインテナンスのスタートです。歯周基本治療により改善された生体と細菌の均衡のバランスを維持することが主な目的ですが、単にバイオフィルムの破壊だけでは成功しません。10年、20年と経過すると加齢の影響だけではなく、患者の人生にも大きな変化が見られることもあります。そのような患者の人生を受け入れつつ、健康な歯周組織を維持するためには、考え方や技術、人との関係等あらゆることを考えていかねばなりません。そして、それを実践することこそが、実は歯科医院を成長させていくことになります。第4巻では、メインテナンスの考え方、時間軸に沿った見方を満載しています。

第5巻
最新科学が変えるう蝕治療のコンセプトと実際

　歯周治療の考え方が、歯周ポケットや骨欠損の除去から歯周組織と細菌との均衡の回復と維持に変わってきたように、う蝕治療の意味も、う窩の修復から脱灰と再石灰化の均衡の改善へと変わってきました。今までう蝕予防と言われてきたことが、本来のう蝕治療と考えられるようになりました。第5巻では、う蝕の病因論の変遷と共にホームデンティスト・プロフェッショナルとして診療室単位で行うべきう蝕治療の考え方と実践方法を解説します。

目次

Prologue 8

「病因論」を歯科臨床の基盤に据える 10
「人」としての患者を診る 12
時間軸で歯科疾患を診る 13
経験を蓄積し検証する 14
「過去に対する治療」と「未来に対する治療」 15
歯周治療こそがホームデンティストの重要な仕事 16

PART 1 最新科学で学ぶ歯周病 18

[第1章] 著者と一緒に辿る　40年の歯周治療の旅 19

- 1970's　歯周病と言えば「全顎FOP」と「骨切除整形」だった 20
- 1980's　「あなた方はオーバートリートメントの傾向にあるようですね」 22
  - Ramfjordが一掃した歯周治療の10のドグマ 26
  - 歯周病の多様性とSRPの威力を実感 38
- 1990's　喫煙のもたらすリスクに気づく 44
- 2000's　最新の科学が臨床の疑問を解いてくれた 53

[第1章のまとめ] 現在の視点で歯周病の病因論を整理してみよう
―「科学」の変遷で学ぶ21世紀の歯周治療の考え方― 58

- 1950's　歯石が原因説 60
- 1960's　非特異的プラーク説 62
- 1970's　特異的プラーク説 66
- 1980's　宿主と細菌の関係 67
- 1990's　宿主と疾患修飾因子 69
- 2000's　バイオフィルムによる内因性感染 74

PART 2　歯周治療のコンセプトと実際 78

［第1章］臨床判断はこう変わる　歯周治療の実際 79

　　KEY1：歯周病の見方その1
　　　　　時間軸で考える　―歯周病は過去から現在の問診、考察が重要― 80

　　KEY2：歯周病の見方その2
　　　　　患者の感受性を考慮する　―年齢と破壊の程度に関する情報が、術後経過の推察に重要― 84

　　KEY3：歯周病の見方その3
　　　　　患者の生活習慣を考慮する　特に喫煙の状況を把握する
　　　　　―現在の喫煙や過去の喫煙歴は重要な問診事項である― 86

　　KEY4：歯周病の見方その4
　　　　　患者は時間軸と共に変化する　―歯周治療では、患者に寄り添う姿勢が重要― 90

［第2章］地域の歯科医院としてのコンセプトと目標 92

　　KEY1：ホームデンティスト・プロフェッショナルとして
　　　　　初期から中等度歯周炎は確実に治そう 94
　　KEY2：若い人の歯周炎の発症を防ぐことに力を注ごう 95
　　KEY3：医院力の育成と熟成に尽力しよう 100

Epilogue 102

「疾患概念」う蝕も歯周炎も疾患概念は同じである 104

「治療手段」歯周基本治療が最も効果的な治療である 108

「結論」歯周治療に魔法の弾丸はない 109

歯周病のすべてがわかる！　掲載症例一覧

Case1
33年前に治療を行い、経過良好　当時は外科処置の結果と思い込んでいた 24

Case2
なぜ、部位特異的に歯周病が起こるのか？ 28

Case3
なぜ他と同じ処置をしても、この人だけ歯がなくなるのか？ 30

Case4
なぜ、プラーク、歯石の量が関係する人としない人がいるのか？ 34
　a. プラークの総量さえ減らせば、改善は難しくなかった例から

Case5
なぜ、プラーク、歯石の量が関係する人としない人がいるのか？ 36
　b. 歯石やプラークがなくても、重度になっていた例から

Case6
著しい炎症でも、ブラッシング指導、SRPのみで劇的に改善することを体験 40

Case7
11mmの歯周ポケットでも、
SRPが適切であれば効果を発揮することがわかった 42

Case8
完璧なプラークコントロールをしていて、きちんとメインテナンスしていても
歯が失われるのは、喫煙の影響としか思えない 46

Case9
重度歯周炎の人でも禁煙できれば
無事メインテナンスできることがわかった 48

Case10
メインテナンスに来院しなかったが、
禁煙を続けていたため、歯周病の進行は最小限ですんだ 50

Case11
歯周治療は、均衡理論で考える　その典型例から 54
　a. 重度歯周炎で、非喫煙者

Case12
歯周治療は、均衡理論で考える　その典型例から 56
　b. 重度歯周炎患者の家族

Case1（別視点から）
良好な経過は歯周外科の効果ではなく、SRPと感染性不良肉芽組織の除去だった ... 61
　a. 当時外科処置が正しいと思っていたが……

Case13
プラークの量は、歯肉の炎症と関連する ... 63

Case14
ルートプレーニングの効果は絶大である ... 68

Case15
喫煙などのリスクがないのに、初診時末期の歯周炎だったハイリスク症例 ... 70

Case10、16
一卵性双生児でも大きな差が出るほど、喫煙の影響は大きい ... 72

Case17
均衡の回復と維持が長年とれている例
＝これこそが歯周治療の現在の姿である ... 76

Case18
20年間で均衡回復→維持→来院中断・悪化→再度回復・維持を経験した例 ... 82

Case19
多量の沈着物があり、破壊が進行していた例 ... 88

Case20
患者の人生には色々なことが起き、それが口腔に影響してくるものである ... 91

Case21
発症直後の侵襲性歯周炎の例 ... 96
a. 若いうちから対応し、結果は良好でも、ストレスなどの影響は逃れない。
メインテナンスの重要性を感じる例

Case22
歯周治療を受けられなかった侵襲性歯周炎の例 ... 98
b. うまく維持はできているが、もっと早期に歯周治療ができていればと思う例

Column

筆者が熱心に読んだ本 ... 39

歯科衛生士のSRPの技術力向上、「チーム」のメインテナンスも重要 ... 41

なぜ、歯周病からカリオロジーの勉強に移行したか ... 52

外科手術の目的を混同しない ... 61

喫煙と歯肉着色 ... 87

Prologue
ホームデンティスト・プロフェッショナルの

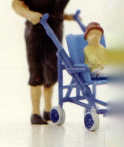

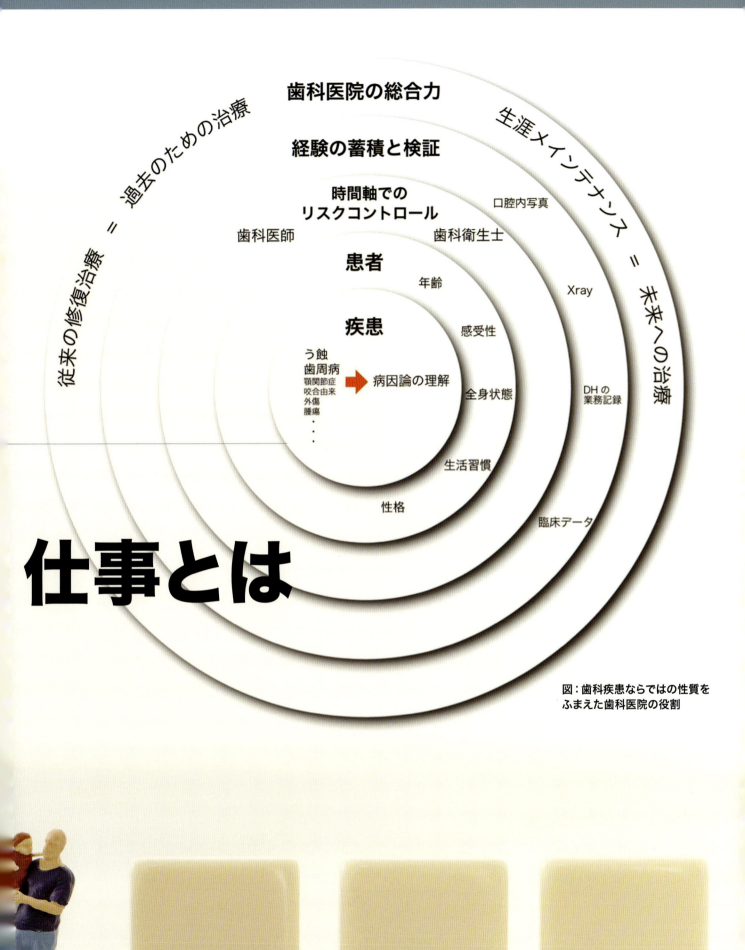

図：歯科疾患ならではの性質をふまえた歯科医院の役割

仕事とは

「病因論」を歯科臨床の基盤に据える

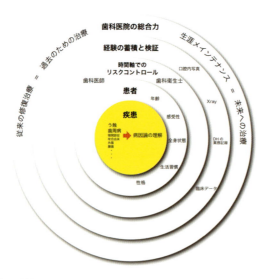

　私達は、ホームデンティスト・プロフェッショナルとしての歯科医療を行うには、病因論をすべての臨床の基盤に据えることが大前提と考えています。疾患の本質、つまり、「歯科疾患とはそもそもどのような病気であるのか」をきちんと理解できているか、いないかで歯科医師や歯科衛生士の治療や処置内容、歯科医院のスタッフ構成、必要とされる機器・器材、そして、歯科医院の図面設計までもが異なってくるからです。

　もっと大きな視野で据えると、歯科界が社会に対して果たすべき役割までもが変わってきます。

例1 急性の非感染性疾患の場合（例：骨折／図A）

　例えば、骨折のような「急性の非感染性」疾患には、適切な外科処置が不可欠です。治療を担うのは医師であり、いったん治癒すれば治療は終了します（**図A**）。

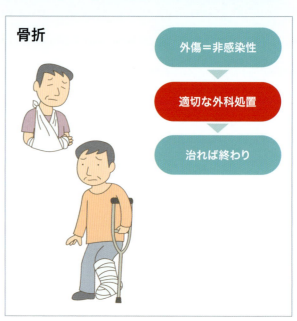

図A 急性の非感染性疾患の場合。

例2　急性の感染性疾患の場合（例：虫垂炎／図B）

　虫垂炎のような、「急性の感染性」疾患の場合にも適切な外科処置が不可欠ですが、できるだけ侵襲性の少ない処置が望まれます。また、将来、外科処置をしなく済むのであれば、それに越したことはないでしょう。これらの疾患では、治療を主に担うのは医師で、治癒すれば治療は終了し、患者と医療機関の関係は途切れます（**図B**）。

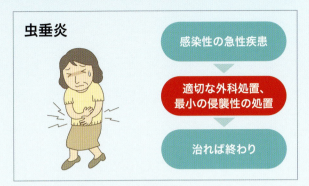

図B　急性の感染性疾患の場合。

例3　慢性の非感染性疾患の場合（例：糖尿病／図C）

　それに対して、「慢性の非感染性」疾患である糖尿病の治療は大きく異なります。この場合は、薬剤による治療だけでなく、毎日の生活習慣も大きく影響します。治癒という概念はありません。定期的な来院によって医療者が状況を把握し、継続して健康教育を行い、血糖値の安定に努めること、つまり、生涯にわたって血糖値を維持することが「治療」となります（**図C**）。

　実際の治療では、医師の診断に応じて、看護師や他の職種と一緒になって患者を見守ります。決して、医師だけで治療が終わることはありません。そして、医療機関と患者との関係は長く続きます。

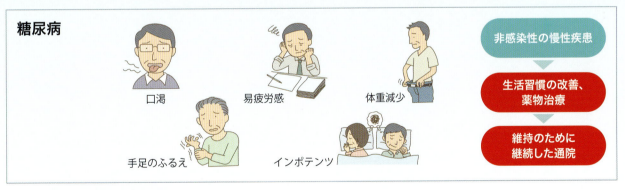

図C　非感染性の慢性疾患の場合。

　このように、自分たちが相対している疾患の病因論を正しく学ぶことで医療従事者が行うべきことや役割、患者とのつきあい方が変わってきます。

　歯周病は本書で詳しく述べるように「日和見細菌による感染性の慢性疾患」です。日和見感染と生体の均衡が崩れることで発症します。日和見感染という性質上、歯科医師だけで患者の健康を維持することは不可能ですから、歯科衛生士とチームを組み、長く患者とつきあうことが求められます。

➡ 本文74ページ

「人」としての患者を診る

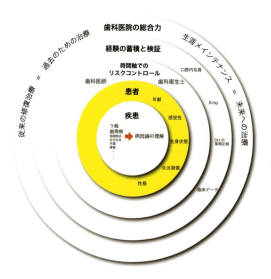

　病因論を歯科臨床の基盤に据えるのは当然のことですが、私達は単に疾患を扱っているのではなく「人」としての患者を診ています。「人としての患者を診る」には二つの意味があります。

局所だけを診るのではなく、視点を広げて診る

　一つは、う窩、歯周ポケット、骨欠損のような局所だけを診るのではなく、視点をもっと広げて診ることです。すなわち、「人」単位で捉えることで、より正確な診断や処置ができるようになります。

　患者の年齢、歯周病に対する感受性、全身疾患や体調などの全身の状況、ホームケアや喫煙をはじめとする生活習慣、さらに患者の性格も考慮しなければなりません。例えば、同じような程度の歯周炎であっても、進行のスピードが異なる人もいます。また、ホームケアが悪くてもあまり進行していない患者もいれば、ホームケアに問題がないにもかかわらず、進行する患者もいます。

人の気持ちを診る

　もう一つの意味は、ホームデンティストとして長く患者とつきあうためには、「病気を治す」のではなく「人の気持ちを診る」視点を持つことです。場合によっては、「病気を治す」ことよりも「人の気持ちを診る」ことが優先される場合もあります。例えば、初診時に明らかに保存不可能と診断した歯であっても、患者の気持ちを考慮してしばらく保存して、信頼関係ができてから抜歯する場合もあります。その歯を残すことで患者の「治そうとする気持ち」が生まれてくることを経験したこともあります。逆に、不安な歯を抜歯することですっきりと治療に専念できる患者もいます。

　このように、病因論を理解した上で「人」として患者を診ることが大切です。

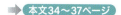
本文34〜37ページ

時間軸で歯科疾患を診る

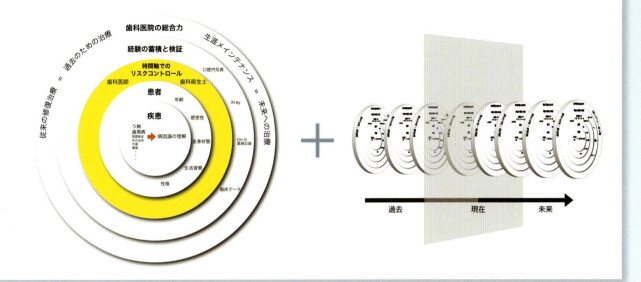

 正しい臨床判断は、ある時間断面だけでは行えない

　基本となる病因論を理解し、患者を「人」として診るだけでは、まだまだ不十分です。私達が考えるホームデンティスト・プロフェッショナルでは、さらに時間軸で診ることが不可欠です。

　う窩が○○の段階まで進んでいるから充填処置を行う、○○mmの歯周ポケットがあるから外科処置をする、分岐部病変が○度だからXXを行う、というのは、ある時間断面の情報だけでの判断です。正しい判断を行うためには、過去の状況も考慮し、未来の状況を予測して判断しなければなりません。いつから発症してどのようなスピードで進行しているかによって、処置方法は変わるはずです。

 時間軸で診るには記録が不可欠

　時間軸で診るには、後に述べる「記録」が歯科医師、歯科衛生士の臨床判断に重要な意味を持ってきます。

　時に、過去の状況がわからないこともよくあります。その時には、記録をとって経過を追うことが必要な場合があります。このように、時間軸で考えるからこそ、未来を予測できます。

 ゴールは10年、20年単位で考える

　「時間軸で診る」という考え方を取り入れると、ゴールは1年、2年ではなく、その患者の10年、20年という単位になってきます。長期にわたって、記録をしっかりととり、メインテナンスを通じて経過を追うことで見えてくることがたくさんあります。SRPによる臨床的治癒もその一つです。3年くらいでほぼ安定しますが、その後10年、15年と経過を追うと適切なSRPによっていかに素晴らしい臨床的治癒を得られるかがわかってきます。このような経験の積み重ねが、歯科医院の成長に繋がります。

　実際に10年、20年単位の時間軸で見ていると、私達が行った修復物の劣化、患者の生体そのものの変化、生活環境の変化などを実感します。つまり、このような将来の問題を見据えつつ、治療を行わねばならないことがわかってくるはずです。

 チームで診てこそ成功する

　そして、「時間軸で診る」診療は、歯科医師と歯科衛生士がチームを組み、医院全体で一人の患者を診ていかなければ成功しません。

経験を蓄積し検証する

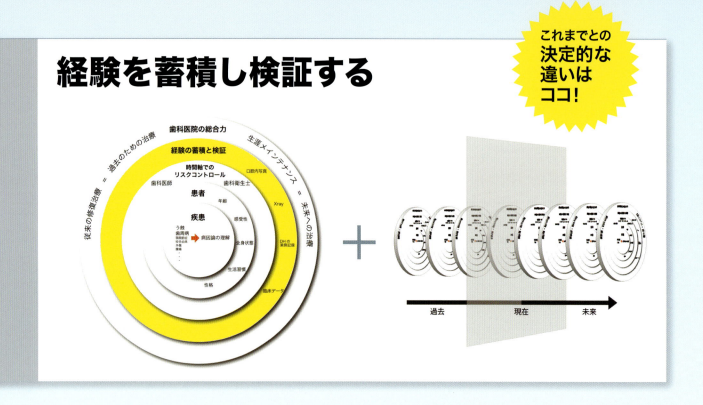

これまでとの**決定的な違い**はココ!

記録と検証がこれまでの臨床との決定的な違い

ここまで述べてきたことを歯科医院で実践するために必要なのが「記録」です。従来の歯科医療に最も欠けていたのが「記録」と「検証」だと思います。ホームデンティスト・プロフェッショナルでは、規格性を持たせた口腔内写真、エックス線写真を全員の患者に撮り、種々の臨床データをコンピュータを用いたデータベースに記録します。歯科衛生士の詳細な業務記録も大切な資料です。それらの記録・資料を常に誰でも使いやすく活用できるようにしておくことが重要です。

1. 規格性のある記録を全員にとる

2. 検証は、三つの目的で行う
　a. 一人ひとりの患者の時間の経過を追う
　b. 診療室としての成果を判断する
　c. 疾患の本質を理解する

図D　検証の目的。

検証の目的（図D）

検証には大きく分けて三つの目的があります。

[**a. 一人ひとりの患者を時間の経過と共に結果を追う＝線の歯科診療**]

一つは、一人ひとりの患者の様子を時間の経過と共に追うことです。う窩を発症した、歯周炎が悪化したというような場合でも、原因、理由は様々です。一人ひとりの資料が揃っていることで、同じように悪化しているように見えても、その背景には様々な原因があることが理解できます。

[**b. 自分達の行ってきたことの効果を判断する＝面の歯科診療**]

二つ目は、自分達の行ってきたことが正しかったか、効果があったかが、判断できることです。う蝕予防に医院全体で取り組んできた結果、歯科衛生士と共に歯周基本治療のレベルアップを試みてきた結果を評価するための手段は、自院のデータしかありません。上手くいかなかった場合でも、個々の患者のデータが揃っていれば、原因を後で追求することができます。

[**c. 疾患の全体像をつかむ**]

これこそが最重要事項です。その理由は、疾患の全体像が見えてくるからです。例えば、適切にSRPを

行い、長くメインテナンスを続けている患者が増えるほど、歯周病は歯周基本治療を適切に行えばほとんどがコントロールできる疾患である、しかし、喫煙の影響は極めて大きいというような、「歯周病」という疾患の「全体像」が見えてきます。メインテナンスを通じて生体と細菌の均衡を維持すべき疾患であることが実感できれば、治療方針も徐々に変わっていくことでしょう。

これから始める歯科医院にとって、記録を残すことは一番の壁になるかもしれませんが、がんばってほしい課題です。

「過去に対する治療」と「未来に対する治療」

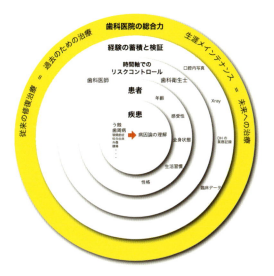

① 過去に対する治療

「過去に対する治療」とは、生じてしまったう窩に対する充填処置や修復処置、進行してしまった歯周炎に対しての歯周治療、欠損処置です。治すことは、とても重要です。う蝕や歯周病の病因論の理解が進んでいなかった時代には、この「過去のための治療」がホームデンティストの役割とされていました。

② 未来に対する治療

これに対し、「未来に対する治療」とは、発症、再発させないための連続性のある治療です。従来は「予防」と呼ばれていた分野ですが、現在の病因論から考えると、「均衡」を破綻させず、維持していくことは生涯にわたる治療の連続と言えます。「未来に対する治療」とは、一人の人が健康であり続けるための「生涯メインテナンス」と言い換えることもできるでしょう。

ホームデンティスト・プロフェッショナルでは、「過去に対する治療」と「未来に対する治療」をバランスよく行うことが求められます。

歯周治療こそがホームデンティストの重要な仕事

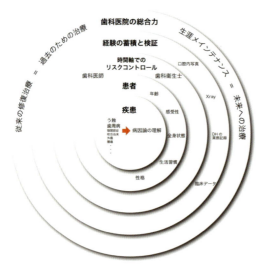

病因論を学ぶことで、実は、歯周治療とは地域で患者と関わるホームデンティストが受け持つべき仕事であることを自ずと理解することができるでしょう。

 年代が高くなるほど歯周病が多くなる原因は、歯周治療が不足しているから

図Eは、日本ヘルスケア歯科学会が毎年行っている初診患者実態調査からの引用です。30代でも70％以上が歯周炎に罹患していることがわかります。ここで注目していただきたいのは、年代が高くなるほど、比率は増加し進行度も増加することがわかります。しかし、歯周炎は老化と共に起こる病気ではありません。宿主と細菌の均衡の破綻で起こる病気です。

なぜ、このような状況が生まれているのでしょうか？これは、本質的な歯周治療がまだまだ地域の医院で提供されていない、足りていない結果です。この状況を改善するためには、ホームデンティストが歯周治療を適切に担当しなければなりません。

 若い世代から適切な歯周治療を行うことが重要

また、図Eをみると、若い世代には、重度の歯周炎はほとんど認められません。つまり、ホームデンティストとして20〜30歳代にしっかりと歯周治療とメインテナンスを行えば重度の歯周炎に至ることを予防できるのです。

これまで日本の歯科では、進行した歯周炎に対する治療が歯周治療と思われ、専門医による様々な治療がクローズアップされてきました。そのようなケースも一部にはあるでしょうが、何より歯周炎を発症させない、進行させない歯周治療が社会においてより重要です。

本書でこれから述べるように、ほとんどの歯周炎は歯科衛生士による歯周基本治療で臨床的治癒をさせることができ、維持管理が可能です。言い換えれば、病因論や歯周基本治療の成果を知れば、社会全体の歯周病の重症化を防ぐことが十分に可能であり、それこそが地域のホームデンティストの重要な仕事なのです。

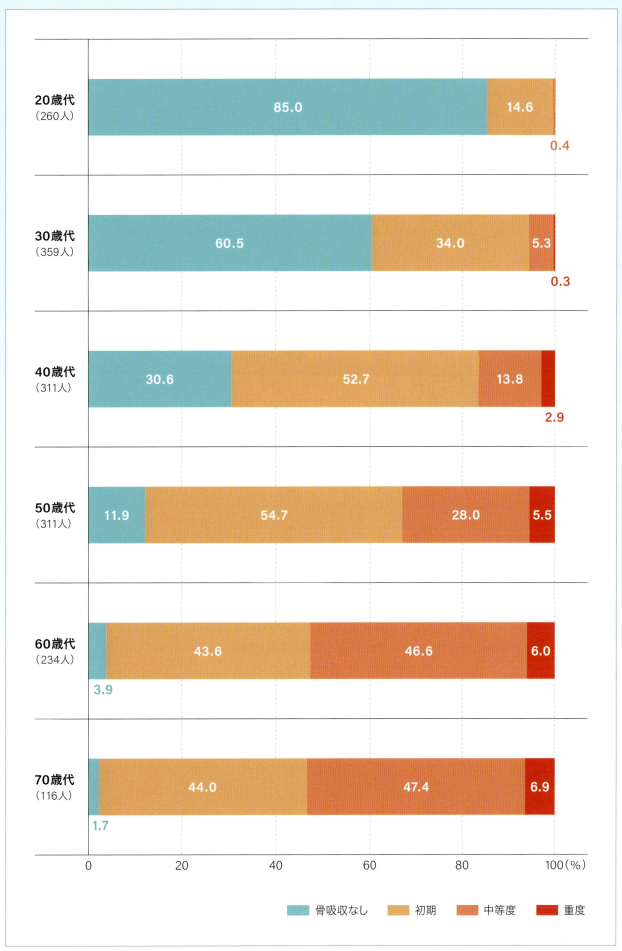

図E　初診患者の歯周病進行度の割合(日本ヘルスケア歯科学会の基準による、大西歯科の臨床データより)。

PART 1
最新科学で学ぶ歯周病

　ホームデンティスト・プロフェッショナルとして、歯周病に関する最新知識を得ることは、とても重要なことです。しかし、現在に至るまでの経過を知ることにも同等の価値があります。最新知識の意味がより明確になるからです。

　歯周病に関して科学的な検証が加えられたのは、それほど遠い昔ではなく、たかだか数十年です。特に筆者が大学を卒業してからの40年間に歯周病に関する理解は、急速に進みました。その時代ごとに色々なことが言われてきたため、古い知見をそのまま現在でも信じている人達もいます。

　本PARTでは、筆者と共に歯周病の考え方、歯周治療の歴史の旅をしていただきます。その時々の筆者の疑問や納得したことを皆さんと共有することで、より深く最新のペリオドントロジーを理解していただければと思っています。

第1章
著者と一緒に辿る 40年の歯周治療の旅

歴史を紐解くとペリオの真髄が見える

　本章では、「歯周病を臨床体験から学ぶ」をテーマに、過去30年間の日本の臨床現場の空気、現在の認識に至るまでの筆者の「歯周治療の旅の過程」をご紹介しながら、「歯周病とは本来、どのような疾患か」をお伝えしていきたいと思います。

　今日、歯周病に関する情報が多々ありますが、逆に「何が真実か」が見えにくくなっていると思います。本章の記述は、大変個人的なものですが、読者が情報を正しく読み解き、適切な歯周治療を理解することに役立てば幸いです。

　先人達が苦労して考え、見つけてきた科学的な事実や臨床の知恵を改めて見直し、これからの歯科臨床がさらに進んでいけばと思う次第です。

1970's

歯周病と言えば「全顎FOP」と「骨切除整形」だった

一診時代、歯周病には、「全顎FOP」！

1970年代は、筆者の学生、一診、補綴科在籍の時代でした。当時は、歯周治療学の講義は非常に少なく、教科書も皆無でした。一診で受け持った患者は、今なら中等度、ないし一部重度歯周炎でしたが、ライターが全顎のFOPを行い、それを見学したものです（1976年）。当時の手術は、Neuman変法と呼ばれ、全部層で歯肉弁を反転し、骨切除整形をするというものでした。

術後の歯肉退縮・歯根露出も歯を残すために仕方がないとされていた

結果として著しい歯肉退縮と歯根露出が起こりました。その後の経過は見ていませんが、審美障害のみならず、後に知覚過敏や根面う蝕のために、歯内療法が行われていたと思います（当時は知覚過敏を恐れ、しばしば事前に抜髄もされていました）。卒後補綴科に残りましたが、歯周外科を受けた患者の著しい歯肉退縮を時折見た記憶があります。当時は歯を助けるため、仕方がないと思われていたのです。

補綴科在籍中は、歯周治療学を学ぶことはほとんどありませんでしたが、総義歯学の書には、顎堤保存のために歯周病進行歯（場合により中等度でも）は、抜歯すると書かれていた時代でもあります。

だが、世界はすでに特異的プラークの時代に移行していた

筆者の知る範囲では、当時の臨床現場では、病因論も疾患概念もなく、いかにポケット除去・骨切除整形を行うか、どんな外科術式を使うかが論争の的でした。

しかし、この時期、世界の病因論はすでに、1950年代の歯石、1960年代の非特異的プラーク説から、1970年代の特異的プラーク説の時代に移行していました。ミシガン大学のS.Ramfjordが部分層歯肉弁を用いたModified Widmanの外科術式をすでに発表していた時期でもあります。適応症に違いはあるものの、このような侵襲の少ない手術を現場ではどう捉えていたのかと後年、考え込んでしまいました。

外科が主流の中、ブラッシングの重要性に着目した横浜臨床座談会

一方、こういった外科的な議論以外に、ブラッシングの重要性を説く人達がいました。ローリング法全盛期に、「毛先磨き」などを熱心に研究した横浜臨床座談会の仕事です。適切に磨けばいかに歯肉が健康になるかを多数の実例で示し、日本の歯科臨床に大きな貢献をしました。また、マスコミで歯磨きを重視した「歯無しにならない話」が大きく取り上げられたこともありました。ずいぶん前からブラッシングや食生活を重んじていた歯科医師をとりあげたものです。今でも歯周治療においてブラッシング偏重の臨床家がいますが、その背景にはこの考え方があるようです。個人的には偏りすぎと思います。

外科こそが根治療法であると皆が思い込んでいた

1970年代の臨床現場には**図1-1-1**の思い込みがありました。

図1-1-1　1970年代の皆の思い込み。

1. 歯周炎は、放置するとどんどん悪化し、骨吸収が進行して歯が抜けてしまう

2. 歯周ポケットが諸悪の根源。だから、歯周ポケットを除去することが重要だ

3. 骨吸収部位は、できるだけ生理的な形態に切除整形しておくべきである

4. ゆえに骨整形切除してポケットをできるだけ減らす外科的術式こそ、根治療法である

5. または重度歯周炎の歯は、放置すると骨吸収が著しく進行するため、早期の抜歯により顎堤を保存し、義歯が安定するようにせねばならない

「1970年代の現場での思い込み」を
今なら図1-1-2に修正すべきでしょう

図1-1-2　今なら、こう修正できる。

1. 歯周炎の進行には、活動期と静止期があり、一直線に進むものではない。歯周炎が進行して抜歯に至るにはかなりの時間がかかり、ましてや、無歯顎になるものは少ない

2. 歯周ポケットは、浅い方が望ましいが、深くてもメインテナンスで十分に維持管理できる

3. 骨吸収は疾患の結果であって、切除整形する意味はない

4. 顎堤は歯を失うと経時的に吸収するため、早期の抜歯は得策とは言えない

1980's

「あなた方はオーバートリートメントの傾向にあるようですね」

歯周外科中心の症例に
待った！がかかる「なぜ？」

　歯周治療に関する情報がとても少なく困り果てていた時にめぐりあったのがJohn F. Prichardの『Advanced Periodontal Disease』でした。1980年代前半は、この本を基に臨床を行っていました。歯周治療についてわからないことが多すぎて困り果て、あちこちの高名な臨床家を訪ね歩き教えを請いました。そしてその悩みやそれまで勉強したことや症例を大学の同級生・月星光博先生（愛知県）と一緒に「ペリオドントロジー＆ペリオドンティクス　歯周治療の科学と臨床」として1986〜87年にかけて「歯界展望」誌に連載しました。

　そんな折、当時、故・石井正敏先生（新潟市）から私達の連載を海外の専門家に送ってみてはどうかという勧めをいただきました。月星先生が翻訳し送ったところ、10名以上の大学教授や専門医からアドバイスをいただくことができました。今、その記事を読み返すと至らなさに恥ずかしく思いますが、情熱が満ちあふれています、それが故、海外の著名な専門家が意見を述べてくれたのだと思いました。

　この時、そのうちの一人、ミシガン大学のS.Ramfjordから、私達は厳しい叱責を受けました。その手紙の一部をご紹介しましょう。**図1-1-3**をご覧下さい。

　頭をがーんと殴られたような気がしましたが、厳しくもやさしい手紙でした。とは言え30年前にすべてが解決したわけではなく、その後も「歯周病とは？」「歯周治療とは？」を求めてさすらうことになります。今では筆者も、理路整然と病因論の変遷を述べていますが、こういう様々なことが最初にありました。

当時は外科処置をしたからこそ
うまくいったと思っていたが……

　今、思えば筆者は、1980年代に1950〜60年代の外科処置をしたことになります。忘れてならないのは、この当時、臨床家には、
「歯周炎は放置するとどんどん悪化し、隣在歯も巻き込んで喪失に至る」
という思い込みがあったことです。だから外科が主流でした。筆者も症例を選んで歯周外科を1982〜87年頃まで行っていました（現在もごく少し行いますが、目的が当時とは異なります）。経過は良好です。当時は外科処置をしたからこそ、上手くいったと解釈していましたが、後の病因論の進歩から考えると、根面を適切にルートプレーニングできていたこと、骨欠損内の感染性不良肉芽組織を除去したこと、メインテナンスを欠かさず行えたことによると今は思います。**p.24,61のCase1**をご覧下さい。

　こういう反省や検証も、「記録」が残っているからこそできました。ただ、この症例の初診当時は、開業直後で歯科衛生士も1〜2名しかおらず、写真が規格化されていないのが残念です。若い先生方には、開業当初から少ない枚数でも規格化された写真を撮り続けることをお勧めします。

図1-1-3　頭を殴られたような気がしたRamfjordからの手紙[1, 2]。

　あなた方は、オーバートリートメントの傾向にあるようですが、これは歯周治療においては古い一般的な治療方法です。あなた方がすべきことは、病変の進行を止めるために歯周ポケット内の根面をきれいにすることです。決して軟組織や骨を取り扱うことではないということをしっかりと認識して下さい……。

　歯周組織の感染は、すでに口腔内に存在していた細菌により、条件づけられたものです。それ故、歯肉縁下の細菌が過剰増殖しやすい条件をなくすことによって治療され、健康が維持されるのです。

　あなた方の誠実さと努力は評価したいと思います。しかし、歯周ポケットを除去しないで、治療をやってみて下さい。そして3ヵ月に一度リコールしてみて下さい。そうすればもっと良好で、もっと審美的な結果が得られると思います。骨のことにそんなにとらわれないで下さい。

1980's

当時の思い込み

Case 1
33年前に治療を行い、経過良好
当時は外科処置の結果と思い込んでいた
（外科処置はP.61参照）

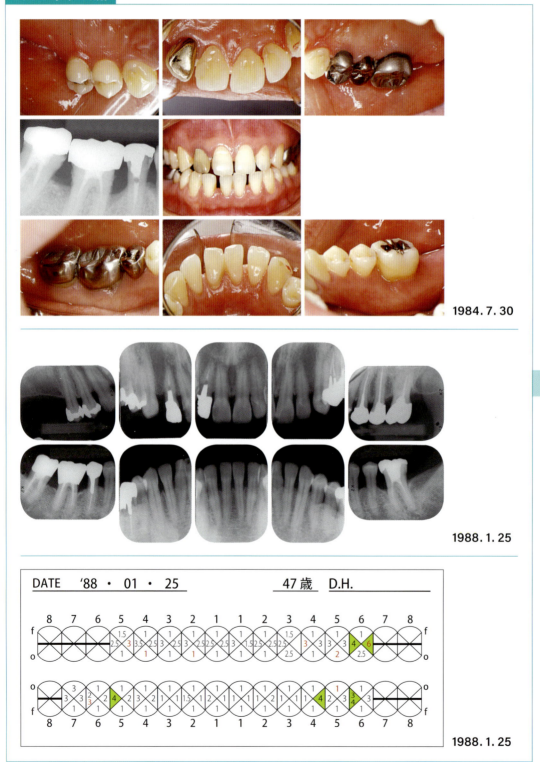

卒後大学で5年補綴を学んだ後に開業した筆者が、開業2年目に行った外科処置のケースです。6|の近遠心の歯周ポケットを浅くするために骨切除整形した後、全層弁を根尖側に移動しています。結果として33年後の今日も問題なく経過しています。今ではスケーリング、ルートプレーニングだけで十分処置できていたでしょう。そうした方が患者も術者も楽でした。

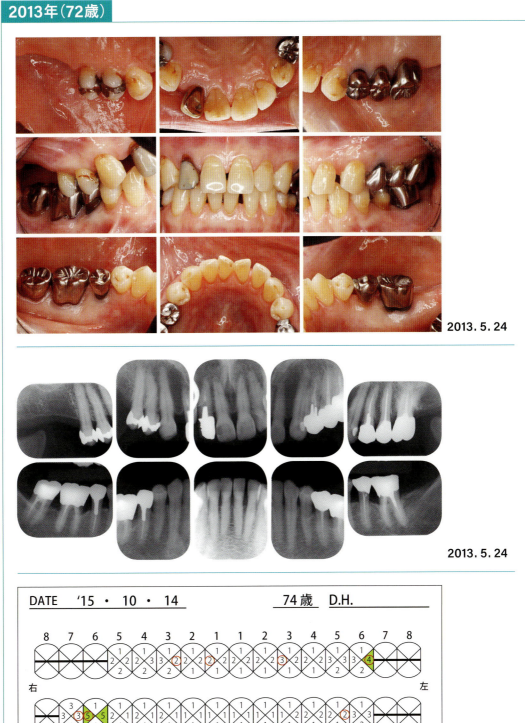

2013年（72歳）

2013.5.24

2013.5.24

2015.10.14

Ramfjordが一掃した歯周治療の10のドグマ

当時アメリカで起きていた歯周治療のコンセプトチェンジ

1987年には前出のRamfjordがアメリカ補綴学会誌に掲載した「Changing Concepts in Periodontics」の翻訳と解説が、故・石井正敏先生によって「日本歯科評論」誌に連載されました。当時、信じられていた10のドグマ（**図1-1-4**）について論じたものですので、ぜひご一読をお勧めします[2,3]。

当時Ramfjordは、**図1-1-4**のドグマを丁寧に否定しています。逆説的に言えば、アメリカでは、すでに歯周治療は変化していたのです。

ただ、キュレッタージについては用語の問題はあっても、筆者はドグマ7はドグマではないと考えています。1980年代に歯周病原性細菌が軟組織に侵入するという話をJohn B. Suzukiの講演で聞いたことがありました。21世紀になり、細胞内にも侵入するという報告があります。例えばP.28のCase 2の`5`遠心の骨欠損部に充満していた不良肉芽組織には、歯周病原性細菌がたくさん侵入していたと考えられます。よって、その除去が感染源の除去につながったと考えています。

歯周治療に取り組むほど、歯周病は一様でないことに気づいていった

話を元に戻しましょう。筆者の臨床は、ブラッシング指導、スケーリング、ルートプレーニング、そして1980年代半ば過ぎまでは、歯周外科（骨整形切除を含む）でした。

しかし、「そもそも歯周炎って何なんだろう？」という根源的な疑問が湧いてきました。悩んだあげく、歯周病科の先輩を訪ねてみたこともありましたが、「こういう疾患は、そう簡単に答えが出るものではない」と言われてしまいました。正論ですね。ですが、**次々頁以降のCase 2〜5**にあげる臨床の疑問を看過することはできませんでした。

図1-1-4　Ramfjordが当時一掃した10のドグマ。

ドグマ1	臨床診査でプローブを用いての深さが3mmを越えた歯肉溝は、以前に治療済みであろうとなかろうと、進行性の病変である
ドグマ2	支持組織のさらなる喪失を防ぐには、歯肉や水平性に吸収した骨の形態に似せて、歯肉と骨をその欠損が最も進行しているところまで外科的に形態修正を図る必要がある
ドグマ3	歯周炎の進行を止めるためには、患者がプラークコントロールを完全に行う必要がある
ドグマ4	多根歯の分岐部病変は、該当する歯と隣接歯の予後が芳しくないことを示している。そのため、歯冠形態修正、ヘミセクション、あるいはルート・アンプテーションによって分岐部病変を除去できない場合は、抜歯することが望ましい
ドグマ5	歯周ポケットが深ければ深いほど、予後は芳しくない
ドグマ6	現行の治療様式では、高度の歯周疾患の進行を阻止することはできない
ドグマ7	軟組織掻爬を行うことによって、沈着物の除去（スケーリング）および歯根面の平滑化（ルートプレーニング）後の治癒が促進される　　**筆者はこれには疑問である**
ドグマ8	付着歯肉が1mm以下の歯は、外科的治療を行わないと（歯肉組織の）付着レベルの喪失が進行する
ドグマ9	口唇を引っ張って歯肉が貧血様に蒼白になる場合は、歯肉歯槽粘膜外科手術を行う必要がある
ドグマ10	咬合調整を含む歯周治療を行った後、動揺が増大した歯は固定されるべきである

1980's

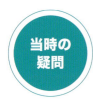

Case 2

当時の疑問

なぜ、部位特異的に歯周病が起こるのか？

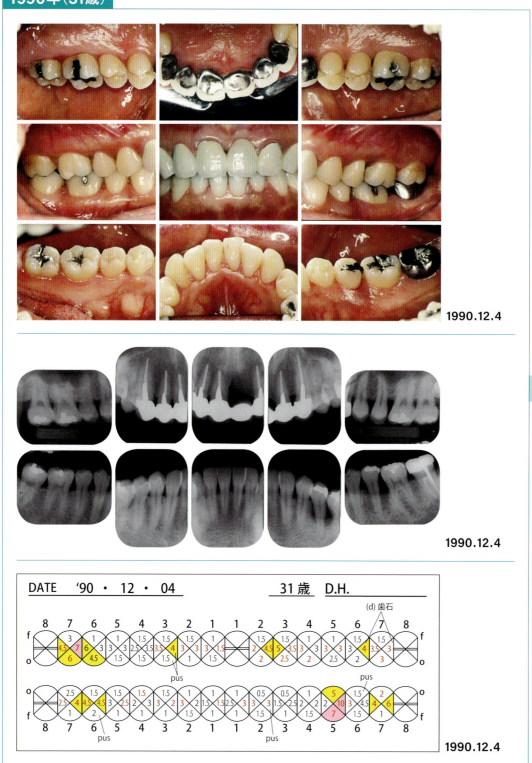

「5は末期の歯周炎ですが、他には大きな問題はありません。このような部位特異的な問題はプラークコントロールだけでは説明がつきません。咬合の問題という人もいますが、外傷性咬合によるジグリングであればこのような吸収は生じません。「5はフラップを開け、内部の多量の感染性不良肉芽組織を除去しました。頰側から遠心舌側にかけて根尖まで骨がありませんでした。他部位は歯周基本治療のみです。
　メインテナンス27年目になりますが経過は良好です。似た症例は少ないながら、他にもあります。

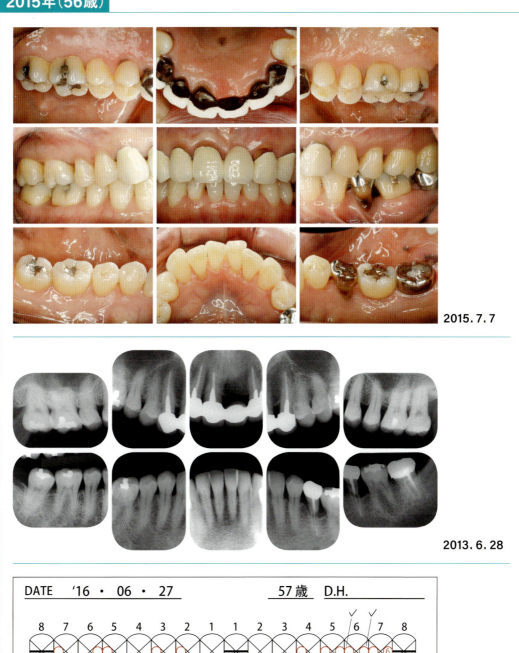

1980's

Case 3

当時の疑問

なぜ、他と同じ処置をしても、この人だけ歯がなくなるのか？

1983年（43歳）

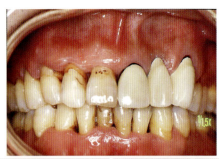
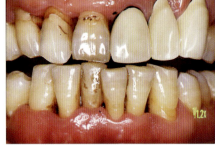
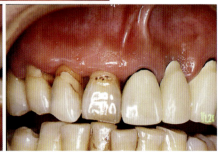

1983. 9. 20

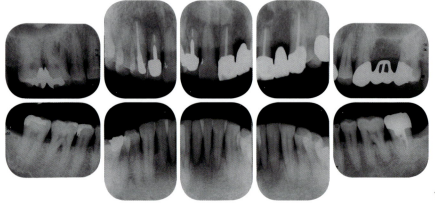

1987. 5. 7

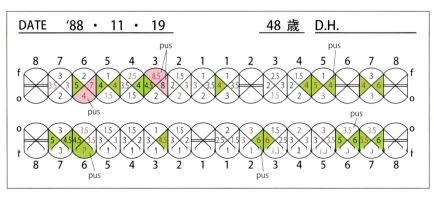

1988. 11. 19

他の患者と同じ処置をしていても、なぜ、これほど歯が喪失していくのでしょうか？　当時はとても疑問でした。当時あった難治性歯周炎という分類からの議論もしました[19]。後に、喫煙による歯周病のリスクを知り、この症例の疑問は解けました。これは慢性歯周炎に喫煙が大きな影響を与えた歯周炎だったのです。

1996年（56歳）

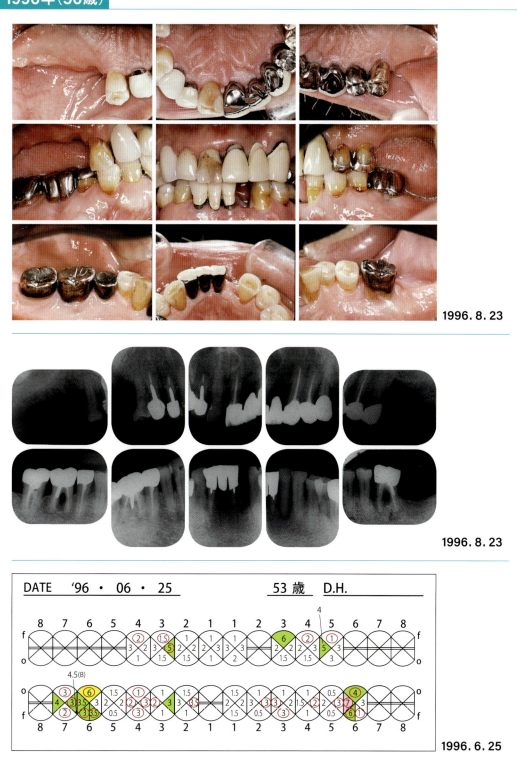

1996.8.23

1996.8.23

1996.6.25

1980's

初診から27年経過する頃です。喫煙については1990年頃から注意をしてきましたが、やめる気はありませんでした。また糖尿病もあり、高血圧、心筋梗塞、白内障などを患っています。真面目にメンテナンスに通われていますが、本人は歯が悪くなるのは仕方がないとあきらめていました。

2010年（69歳）

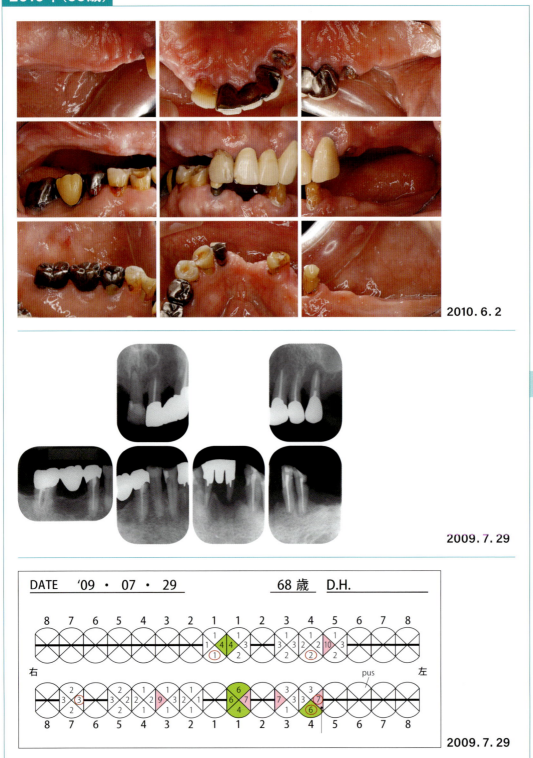

沢山の服薬や唾液減少もあり、根面の脱灰が生じ、歯牙の破折も起こってきています。メンテナンスには確実に来られています。これだけ崩壊していくのを見るのはつらいです。 ちなみにCase1は奥様で喪失歯ゼロです（ノンスモーカー）。初診時同じような状態で同じように処置し、共に30年以上メンテナンスしてきてその経過の違いに驚きます。喫煙のリスクファクターとしての重さを痛感させられます。

2017年（76歳）

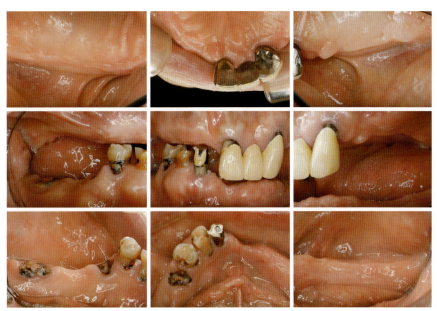

2017.1.27

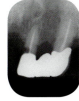

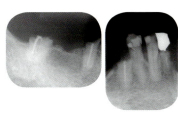

2017.1.27

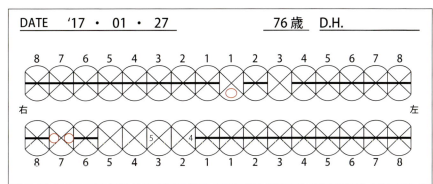

2017.1.13

1980's

当時の疑問

Case 4
なぜ、プラーク、歯石の量が関係する人としない人がいるのか？

a.プラークの総量さえ減らせば、改善は難しくなかった例から

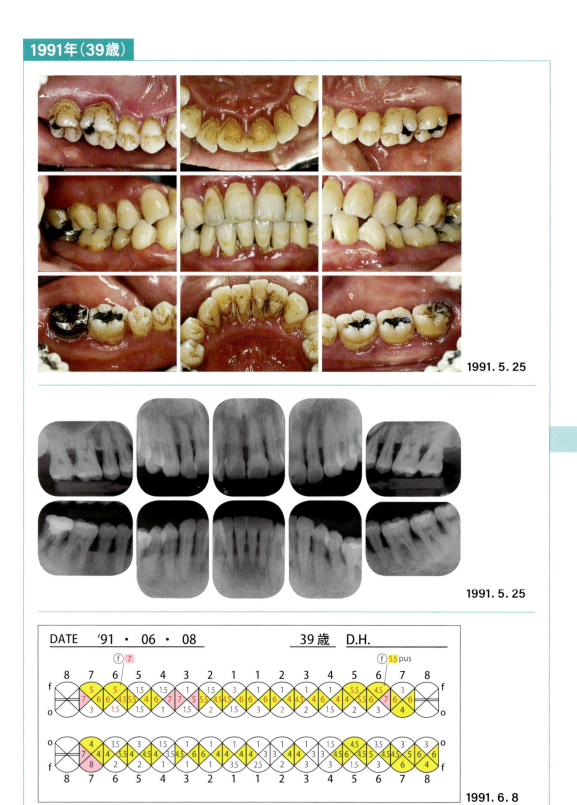

1991年（39歳）

1991. 5. 25

1991. 5. 25

1991. 6. 8

多量のプラークと歯石、炎症も顕著な慢性歯周炎です。この症例には、プラークの総量が問題という非特異的プラーク説が当てはまりそうですね。必要なのは、プラークの総量を減らす、沈着物をスケーリング、ルートプレーニングして除去することです。ただし、この人のホームケアは、なかなか改善しませんでした。今でも磨き残しがあったりします。しかし、大きな問題はなく、26年が経過しました。今後は、露出根面のう蝕にも注意が必要です。

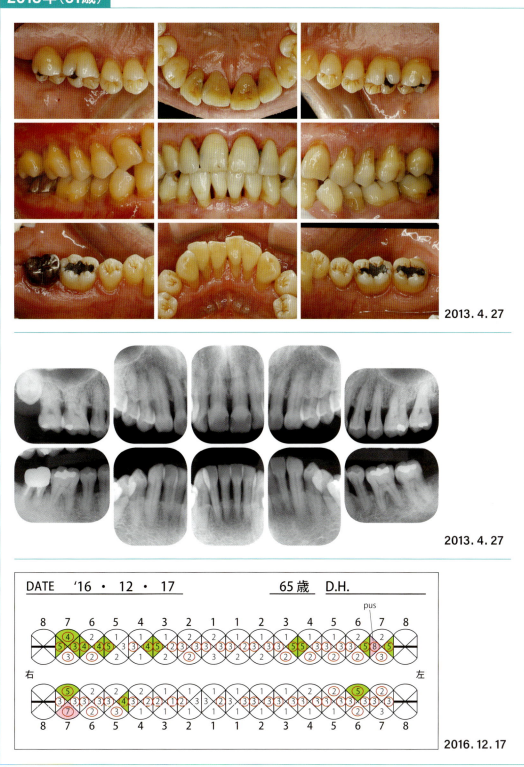

1980's

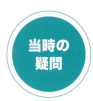
当時の疑問

Case 5
なぜ、プラーク、歯石の量が関係する人としない人がいるのか？
b. 歯石やプラークがなくても、重度になっていた例から

1990年（28歳）

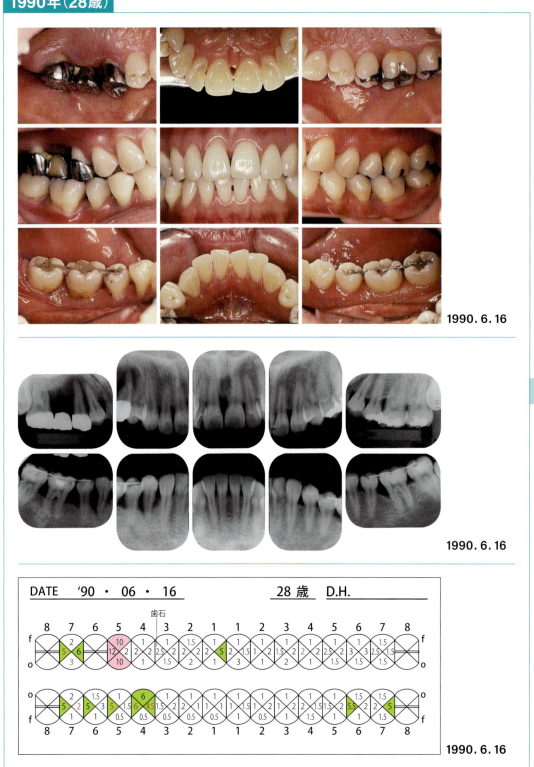

1990. 6. 16

└4は歯周外科を、他部位はルートプレーニングのみです。治療経過は予想以上に良く、上顎前歯部の治りには目を見張りました。このケースから、なぜ、この複雑な状況がルートプレーニングだけで改善するのかと思いました。当時は、4mm以上のポケットにおいては、ほとんどの歯石を取り残すと言われていたからです。今日でもそういう意見の方が多くおられます。このケースは、単根歯とは言え、11mmのポケットがあったわけですから。このケース以降、歯周外科は徐々に減っていきました。

2015年（61歳）

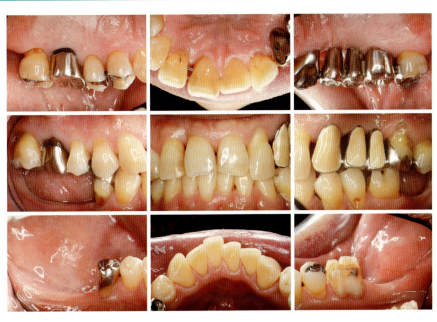

2015.11.17

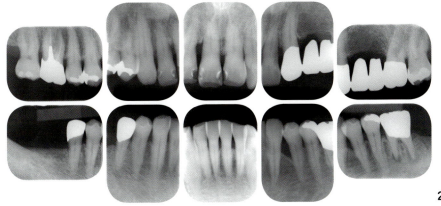

2016.2.12

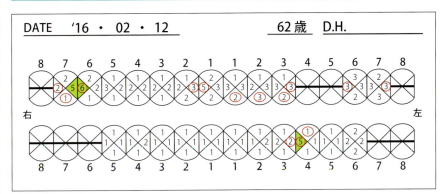

2016.2.12

1990's
喫煙のもたらすリスクに気づく

歯周治療に反応しない人がいるのはなぜ？ の壁に突き当たる

　前述のように1980年代末には、歯周病に対する基本的な治療の流れが院内でも確立し、成果を上げていました。しかし、1990年代に入り時に同じように治療していても、どんどん悪化していく症例に気づき始めます。p. 30のCase 3をご覧下さい。このような症例は、歯周治療を熱心に行っている医院にも必ずあるはずです。が当時は、ホームケアが悪いから……、治療技術が不足しているから……と、誰もきちんと考えようとしなかったのです。

極端に悪化する例が4.2％あるというHirschfeldらの報告

　しかし、実は1978年に同様のことが、Hirschfeld, WassermanのA Long Term Survey of Tooth Loss in 600 Treated Periodontal Patients (J Periodontol 1978;49(5):225-237) と題したニューヨークの歯周治療専門医のオフィスで長期メインテナンスした患者の経過についての研究で示されていました。ここでは、患者の中には極端に悪化する症例が4.2％あることが報告されています。

　筆者は仲間とそうした症例らしきものを持ち寄り、検討したりもしたものです。1990年代前半には、まだ難治性歯周炎という分類もありました。つまり、通常の歯周治療を行ってもどんどん悪化する歯周炎というものです。この分類はその後なくなりました。

治療成績に影響を与えていたのは、「喫煙」

　よって、ここで再び、「歯周炎って何なんだろう？」です。ルートプレーニングを主体とした歯周治療で成果が上がりつつあったのに、一方でp. 30のCase 3のような症例が当院で1％くらいありました。そこで、1987年に「歯界展望」誌上で難治性歯周炎の対談を行いました。ここでPrichard先生、Fedi教授（カンサスミズーリ大学）にも意見をいただいています。

　Prichard先生は、難治性歯周炎には、テトラサイクリンの低用量長期投与が効果的であると指摘しました。後にテトラサイクリンが歯肉溝滲出液に高濃度集積し、組織破壊経路をブロックすることがわかりました。抗菌効果ではなく、抗炎症効果を期待して用いられたわけです。

　Fedi教授からは、「このような患者の大半が重度の喫煙者であり、喫煙との関係が強く感じられる」と教えていただきました。そう言われれば、仲間と持ち寄った症例はすべてヘビースモーカーであることに気づきました。それ以降、注意して見ていると、初診時に重度歯周炎の多くが喫煙者、および過去の喫煙者であることがわかりました。治療の応答の悪いのも、ほとんどが喫煙者でした。

　1990年以降に喫煙のリスクが多く報告されるようになり、最重要項目として上がりました。つまり「宿主と疾患修飾因子の時代」になったわけです（**図1-1-5**）。日々の臨床で喫煙という要素から歯周炎患者を見ているうちに、重症度や治りにくさなどが明らかになってきましたが、世間ではあまり注意を払われていないように感じ続けてきました（**図1-1-6**）。喫煙のリスクは、短期的に見るだけでは、もしくは規格化された資料の蓄積がなければ、なかなか気づけないのです。糖尿病やストレスなどリスクファクターは色々ありますが、長い時間軸で見続けていると、圧倒的に喫煙のリスクが高いことがわかります。

　喫煙者の症例（**Case 8〜10**）を見ていただきましょう。

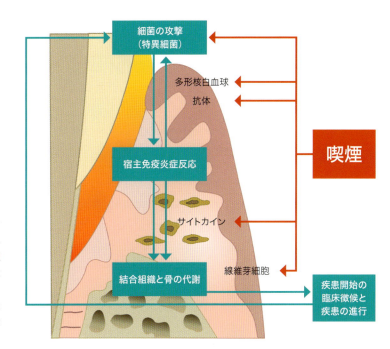

図1-1-5
歯周組織に対して喫煙は、①歯周ポケット内細菌叢への影響、②歯周組織の炎症所見マスキング、③歯周組織局所の免疫系への影響、④線維芽細胞への障害などによる歯周組織の創傷の遅延、などの影響を及ぼし、結果として喫煙者は非喫煙者に比較して歯周病の罹患率が高く、経時的に歯周炎がより進行し、さらに治療後の予後に悪影響を及ぼすことが明らかになっている。

初診日：2005年〜　初診時年齢別歯周病進行度（喫煙・非喫煙）
（上段：喫煙経験なし　下段：喫煙経験あり）

凡例：骨吸収なし／初期／中等度／重度

年齢	中等度（上段）	重度（上段）	中等度（下段）	重度（下段）
20〜29		0.5		0.3
30〜39	7.6	0.9	12.5	3.6
40〜49	23.0	4.7	28.9	9.9
50〜59	40.9	14.5	40.2	20.4
60〜69	49.3	17.5	51.6	23.6
70〜79	51.9	19.3	43.7	31.0

協力歯科医院：大西歯科、たかはし歯科、たきさわ歯科クリニック、千草歯科医院、てらだ歯科クリニック

図1-1-6
青森から九州までの5医院が参加して、初診患者の歯周病進行度を年齢別に喫煙経験の有無に分けて調べた。20歳代ではまだ喫煙の影響は見当たらないが、30歳代以上の年齢では、重度歯周炎の比率が喫煙経験者の方が明らかに高くなっている。50歳代以上の年齢群では、喫煙経験者の重度歯周炎の割合が、その10歳上の群の非喫煙者の割合よりも高くなっており、長期間喫煙すればするほど、影響が大きい。歯科医院での若い頃の禁煙支援、さらには子供達への防煙教育の重要性が示唆される。

1990's

当時の気づき

Case 8
完璧なプラークコントロールをしていてきちんとメインテナンスしていても歯が失われるのは、喫煙の影響としか思えない

喫煙者で初診時重度ないし末期の歯周炎患者です。ホームケアは当院でも最も上手と言える位頑張っていてメインテナンスも一度も欠かしたことがありませんが、10数年かけて徐々に歯を喪失してしまいました。やはり喫煙の影響を考えざるを得ない症例です。

1990年（40歳）

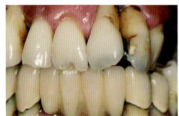
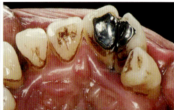
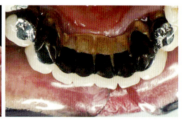

1997年（47歳）

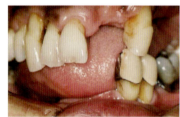
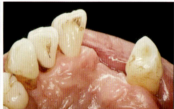
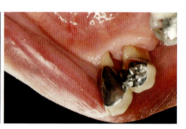

2003年（53歳）

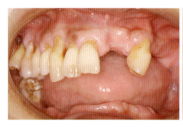
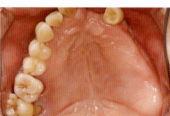
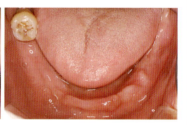

2015年（65歳）

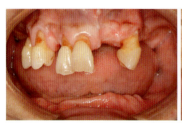
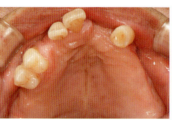
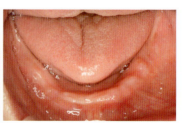

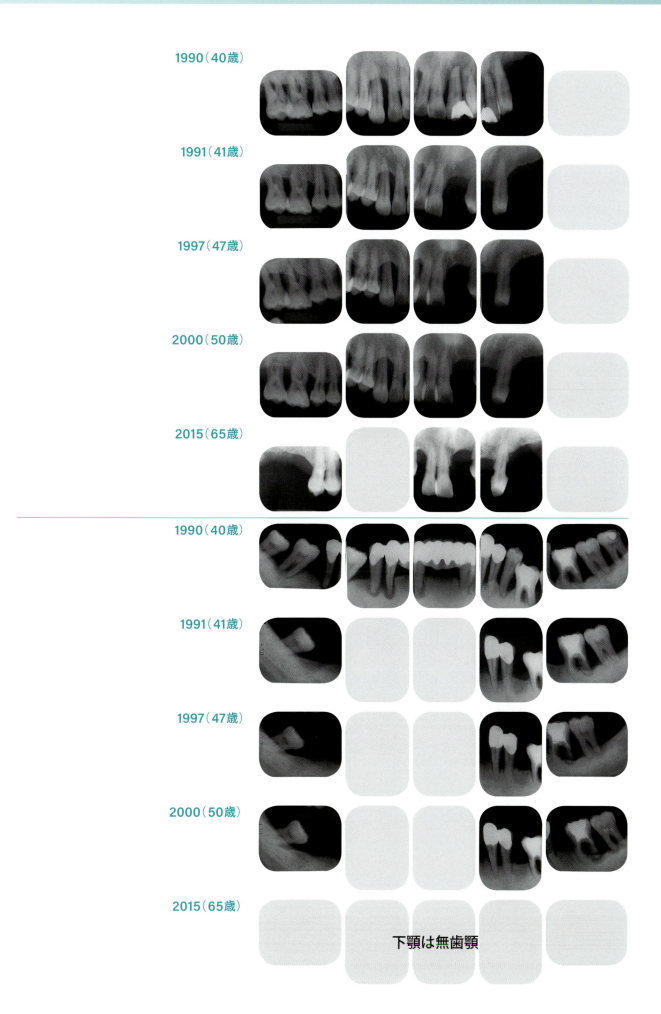

Case 9
重度歯周炎の人でも禁煙できれば無事メインテナンスできることがわかった

納得

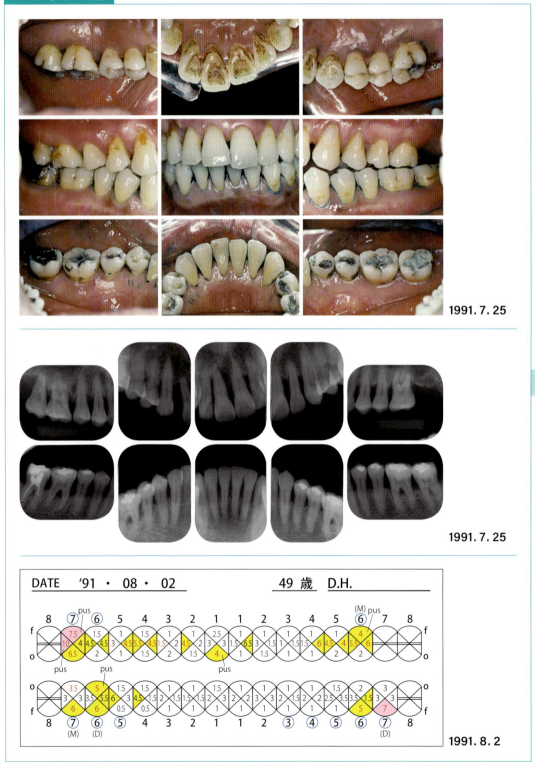

1991年（49歳）

1991.7.25

1991.7.25

1991.8.2

初診時49歳女性、主訴は 7| の歯肉腫脹、20歳から49歳まで1日40本喫煙していたとのこと。主訴の消炎後、重度歯周炎であること、喫煙が大きく関係していることを説明したところ、すぐに禁煙されました。喫煙は趣味嗜好ではなくニコチン依存症のため、このようにすぐにやめられる人はほとんどいません。歯周基本治療への応答は予想以上に良く、メンテナンスにも確実に来られて22年間安定して経過していました。分岐部病変も超音波のチップを用いて十分に管理しうると感じた症例でもあります。残念ながらこの後、脳卒中と肺癌にて急逝されました。

2012年（70歳）

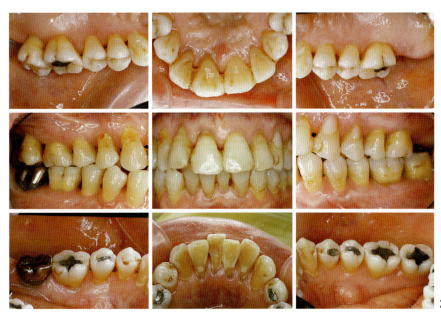

2012. 9. 25

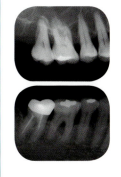
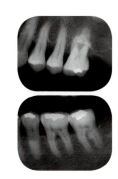

2011. 7. 15

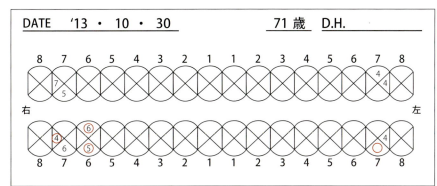

2013. 10. 30

1990's

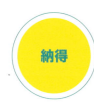

Case 10
メインテナンスに来院しなかったが、禁煙を続けていたため、歯周病の進行は最小限ですんだ

2001年（53歳）

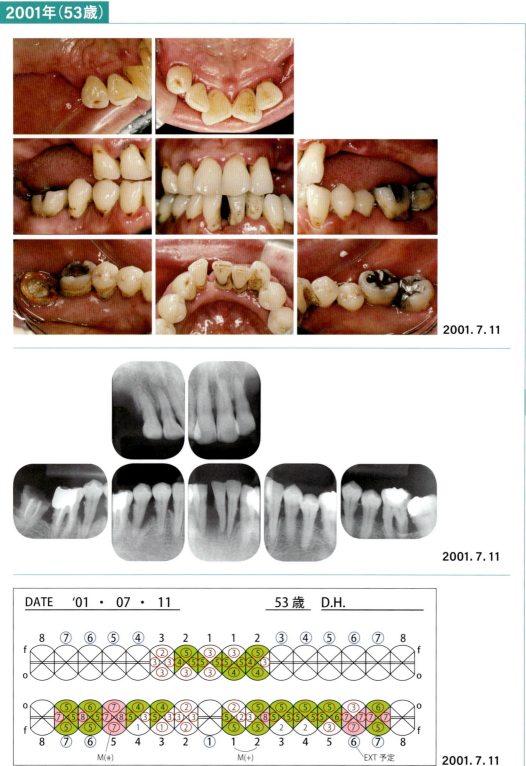

2001. 7. 11

初診時53歳女性。欠損歯は自然脱落とのこと、残存歯は17本。ヘビースモーカーでしたが、重度歯周炎の状況を十分説明し、即禁煙。歯周基本治療はかなり困難でしたが、補綴後、メンテナンスには一度も来院しませんでした。9年後の再来院時には、もともと弱かった 5| が骨吸収進行し、|4 は縁下カリエスのため |54 抜歯、他部位は歯周炎の再発傾向は多少あったものの著しい進行はなく、禁煙が功を奏しました。再度の歯周基本治療で、歯周炎の状態は再度軽快しました。

2010年（62歳）（再来院時）

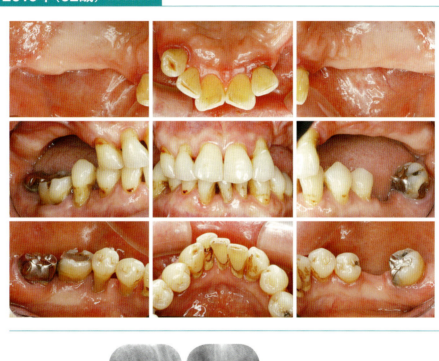

2010.11.30

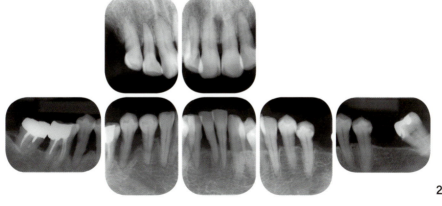

2010.11.30

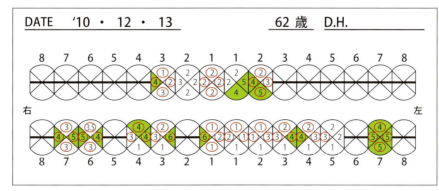

2010.12.13

適切な歯周基本治療と喫煙への取り組みで、治療成績はさらに向上していった

　これらの症例を通じ、適切な歯周基本治療と禁煙が重要であることに思い至り、それによって医院の治療成績はさらに向上しました。未だどうしても説明のつかない症例が1例ありますが、いつかわかるかもしれません。

　歯周治療の勉強はこれでいったん区切りをつけ、1990年代後半にはう蝕についての勉強を始めました。

Column　なぜ、歯周病からカリオロジーの勉強に移行したか

メインテナンスを続けていると見えてくるう蝕の問題

　1990年代半ばには、喫煙者を除けば、末期の歯周炎でない限り、適切なSRPを中心とした歯周治療で良好な経過を得られるようになっていました。しかし、メインテナンスを続けていると、二次う蝕、根面う蝕など、う蝕で悩まされることも増えてきました。そこでカリオロジーを勉強しなければと思うようになりました。

　調べ始めると、ミュータンス菌についての報告は多くありましたが、臨床的にう蝕をどう考えれば良いかについては、あまり明確ではありませんでした。熊谷崇先生（山形県）を中心として、D. Bratthall（スウェーデン）らに多くのことを教えていただきました。その活動が、日本ヘルスケア歯科研究会の設立、日本ヘルスケア歯科学会へと発展していきました。

　本書の"Epilogue"でう蝕は、脱灰と再石灰化の流動的なプロセスであり、う窩はその結果にすぎないという図を示しますが（**図1-1-21,22**）、21世紀になり歯周炎においても生体の防御と細菌の攻撃の均衡図で疾患概念が示されるようになりました[8]。う蝕も歯周炎も、生涯、この均衡を維持することこそが、歯科医療の本質的な役割であることがわかったのです。とすれば本シリーズ第二巻で示すように、そこに的を絞った医院構築が必要なわけですね。

2000's

最新の科学が
臨床の疑問を解いてくれた

自分が見てきた歯周病と
最新サイエンスは見事に合致していた

　2000年前後には歯周炎はバイオフィルム感染症と言われるようになりました。バイオフィルム構造をしていると抗菌剤には強い抵抗力を持つため、機械的除去、つまりスケーリングやルートプレーニングが重要であることを示しています。また、歯周病原性細菌とされてきたred complex（*P.gingivalis, T.forsythia, T.denticola*）が常在細菌と考えられるようになってきました。このことは私たちの歯周治療に決定的な影響を与えました。歯周炎を治す、治癒させるという考え方は、この感染症に対してはあてはまらないということです。

　2010年にPeriodontology 2000という季刊誌を読んでいたところ、Host-parasite Interaction in Periodontitis : Subgingival Infection and Sensing（Periodontol 2000、2010;52（1）:7-11.）という論文に出会いました。著者は偶然にも、筆者の出身大学の天野敦雄教授でした。さっそくお目にかかり、講義を受けることができました。そして「細菌の攻撃と生体の防御の均衡こそが、歯周治療の目的」と学びました。これは、ここまで述べてきたように何となく自分の中にあった漠然とした概念が明確に言葉になったもので、心から腑に落ちました。SRPの効果、リスクファクターとの関係をこういう視点で見ると、歯周炎がとてもよく見えてきます。歯周治療がとても理解しやすいです。

　最後に症例を2つ見ていただきましょう。**Case 11**は、これほど重度歯周炎で深いポケットがあるにもかかわらず、歯周基本治療のみで30年間管理できた例です。これは、これまで述べてきた「細菌の攻撃と生体の抵抗力の均衡」を回復させ、メインテナンスで維持してきた証しと言えるでしょう。当院の歯周治療の歴史を上手く表しています。**Case 12**は娘さんです。

2000's

当時の体験	**Case 11**
	# 歯周治療は、均衡理論で考える その典型例から a.重度歯周炎で、非喫煙者

母

1987年（34歳）

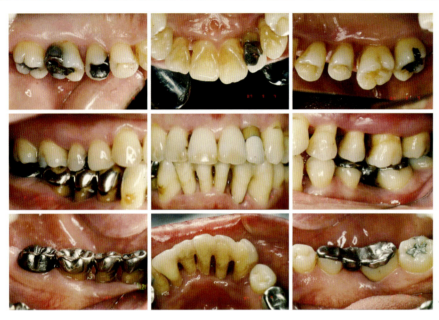

1987. 9. 7

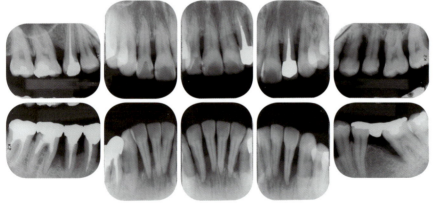

1987. 12. 4

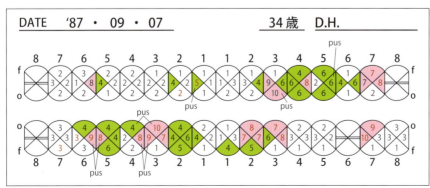

1987. 9. 7

1987年初診の34歳女性、ノンスモーカー。重度歯周炎。非常に深い歯周ポケットがありましたが、SRPのみで30年間、安定しています。深い歯周ポケットはアクセスできない＝外科手術という意見が現在でもありますが、この結果は、均衡理論でないと説明がつきませんね。

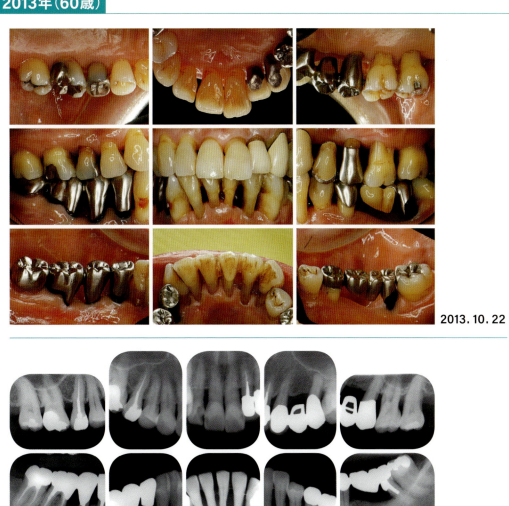

2013年（60歳）

2013.10.22

2015.2.24

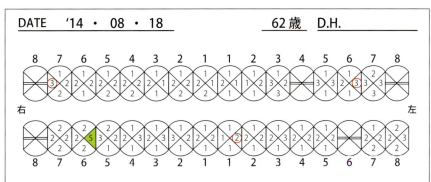

2014.8.18

2000's

当時の体験

Case 12
歯周治療は、均衡理論で考える
その典型例から
b. 重度歯周炎患者の家族

娘

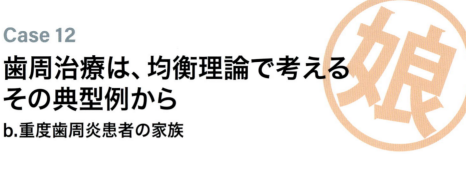

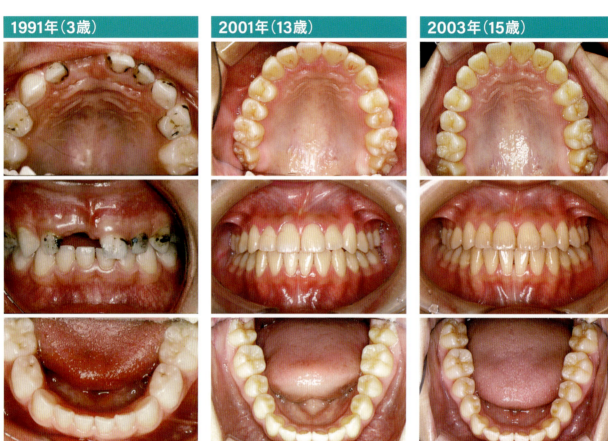

1991年(3歳) / 2001年(13歳) / 2003年(15歳)

2011年(23歳)

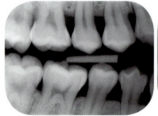
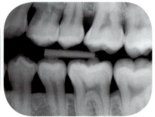

ずっと歯周病をメインテナンスしている**Case 11**の次女です。今では28歳になりましたが、母親のような歯周炎は発症していません。地域の歯科医院として、子供達に歯周炎を発症させないという姿勢がとても重要と考えます。

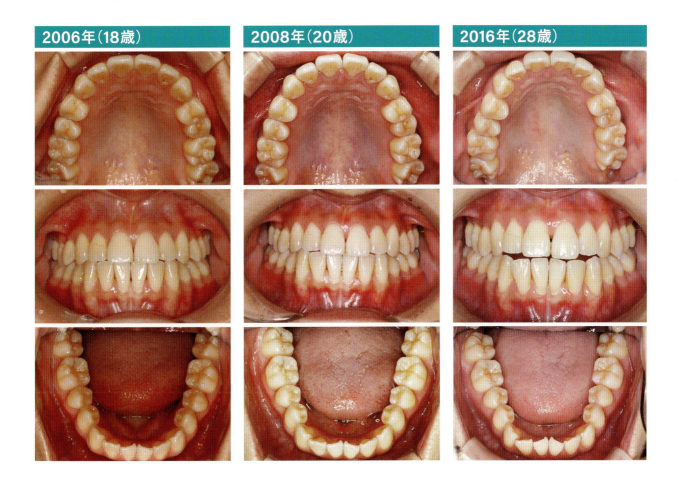

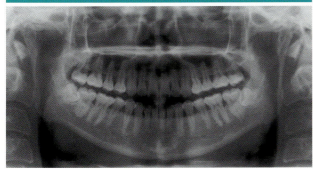

第1章のまとめ
現在の視点で
歯周病の病因論を整理してみよう
―「科学」の変遷で学ぶ21世紀の歯周治療の考え方―

普遍的なエビデンス・無効なエビデンス

　第1章前半では、時代と共に旅をしながらその当時の筆者の疑問や、それに対する解答を症例と共に見ていただきました。第1章のまとめでは、改めて現在の視点で病因論の歴史を見直します（図1-1-7）。

　過去の多くの知見の中には、Harold Löeの非特異的プラーク説のように、今後も永遠に正しいと思われる研究もあれば、その後明らかになった知見、機材器具、技術の進歩で時代と共に古くなるものもあります。例えば、キュレットを用いた研究であれば、20年前と今では手に入る器具の種類がまったくといってよいほど異なっており、その当時の器材と技術での研究に信頼がおけるとは思えません。同様に、喫煙の影響が明らかになっているため、喫煙・非喫煙が区別されていない研究も意味を成さなくなっています。

　第1章のまとめでは、現在の視点でそれぞれの時代の考え方と、現在の結論を症例を交えながら、簡潔に整理していきます。

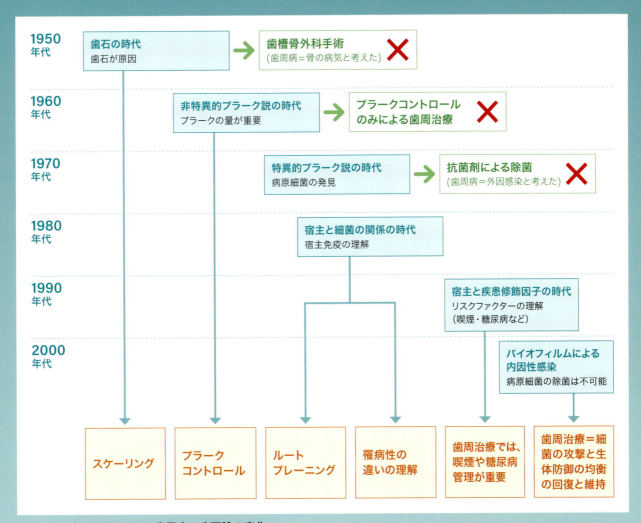

図1-1-7　今日に至るまでの歯周病の病因論の変化。

現在の視点で整理する

1950's 歯石が原因説

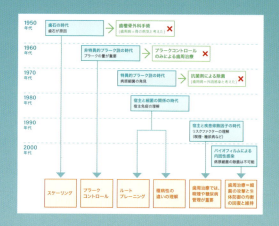

当時の病因論

歯石が原因とされた時代

近代では、歯石が歯周病の原因と考えられてきました。「歯石の時代」は、歯石除去が歯周治療の目的であり、ゴールでした。しかし、大量の歯石沈着があっても必ずしも歯周炎に罹患していない人、部位が多いことから、歯石だけでは病因として説明がつかないことは明白です。

歯の延命には「歯周外科」が最も有効な手段とされた

1950年代には、歯周外科手術の基本形が確立されていました。が、歯周病の病因がわかっていなかったために、外科手術の目的は歯肉縁下の歯石除去と吸収された骨を切除整形し、生理的な形に戻すことでした。今から思えば侵襲の多い処置でしたが、歯周炎の進行は停止し、長期に安定していました。しかし、歯根露出による審美障害や根面う蝕なども多くあったことと思われます。

が、この当時は歯周病は治らない疾患と考えられ、治療は主として抜歯だったことを忘れてはなりません。つまり、歯槽骨外科手術を行うことにより、抜歯をせずに歯を延命させられることが発見された時代でした[4]。

現在の見方

根面を適切にSRPできていれば、多くの症例で効果が上がる

歯槽骨切除術の際、①歯肉弁を開いたこと、②骨整形をしたこと、③根面をスケーリングしたこと、④骨欠損内の不良肉芽組織を除去したこと、実際にはそのどれが歯周病に対し、効果を上げていたのでしょう。

当時は骨切除整形が重要と考えられていました。ですが、今では、超音波スケーラーやキュレットの改良により、根面へのアクセスがより確実になりました。よって以前にもまして歯肉弁を開けなくても、骨整形をしなくても、根面を適切にスケーリング、ルートプレーニングできれば多くの症例で効果が上がることがわかっています。

見方はこう変わる

Case 1（別視点から）
良好な経過は歯周外科の効果ではなく、SRPと感染性不良肉芽組織の除去だった

a. 当時外科処置が正しいと思っていたが……

　1984年に下顎左右臼歯部に歯肉弁根尖側移動術＋歯槽骨整形手術を行いました。数年後には、この手術は行わなくなりましたが、当時は情報が乏しくこの処置が正しいと思っていました。良好な結果は、根面のスケーリング、ルートプレーニングと感染性不良肉芽組織の除去によると今では考えられます。経過は良好で、歯周炎の再発はなく、安定しています。

1984年
初診とクラウン再製後外科処置直前。

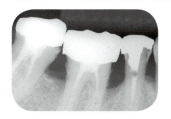
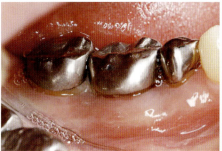
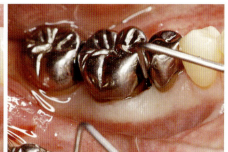

2013年
外科処置中、隣接面に骨吸収が認められる。骨整形後歯肉弁根尖側移動術を行っている。右は術後1年。

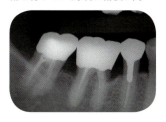
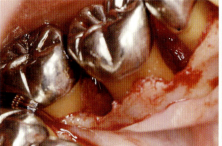
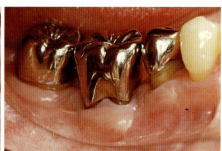

Column　外科手術の目的を混同しない

　歯周治療を学ぶ際、事をややこしくしているのが「補綴治療に伴う歯周外科」です。1980年代には、新旧、全国にたくさんのスタディグループがあり、熱心に臨床を考察していました。中には海外からの情報を基に補綴のための前処置としての歯周外科を推奨するグループもありました。補綴の前処置として、生物学的幅径を確保するため、歯肉弁根尖側移動術や、付着歯肉を確保するための歯肉歯槽粘膜外科手術を行うなどです。

　これらは、感染症である歯周炎を治すために行う外科手術とは目的が異なります。こうした補綴前処置としての外科手術の必要性を論じるのは、本書の目的ではありません。しかし、若い先生方が研修会に参加して外科手術を学ぶ際には、それが感染症を治そうとする外科なのか、補綴のための環境整備のための外科かをしっかりと区別して学ぶことが重要です。時に、前処置の外科をたくさん、上手に行うことが歯周治療と錯覚している人を見聞きすることがあります。何のために歯周外科をするのかをしっかりと考えるようにしましょう。

現在の視点で整理する

1960's 非特異的プラーク説

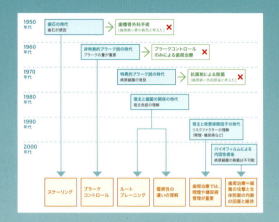

当時の病因論

歯石ではなく、プラークの総量が問題とされ始めた

人類は歯の健康のために、歯の汚れ（食べかすやプラークや歯石）を取ることが重要と経験的に考え、古来より色々な地域で歯木や楊枝が使われてきました[9]。

1960年代には、プラークが歯肉炎を起こすことが臨床実験で示され、歯周病は歯石ではなくプラークが原因であり、プラークの量が重要と考えられていました。その対策として様々な歯ブラシやブラッシング方法、補助器具が開発され、指導されてきました。

現在の見方

プラークの総量は今でも重要だが、必ずしも歯周病の進行とは一致しない

プラークコントロール不足でほとんどの人が歯周炎を起こし得ることがわかってきています。しかし、臨床ではそれらが少ない人や部位において、歯周炎が起こることがありました（**p.36のCase 5**）。現在では侵襲性歯周炎と呼ばれているタイプの歯周炎です。この分類は1999年に現れたもので、沈着量と組織破壊とが比例しません[10]（**p.54のCase 11**）。このような歯周炎は、ハイリスクとして治療やメインテナンスを行うことが必要です。家族内集積が見られることがあるため、子供達もチェックして歯周炎の発症を防ぐことも重要です（**p.56のCase 12**）。

また、歯周炎の病因は、歯肉縁上プラークのみではないため、患者のプラークコントロールがすべてという考え方を歯周治療に応用することは間違いです。ホームケアはとても重要ですが、すべてではありません。

とは言え、プラークの総量は、今日でも重要です。それは歯肉縁上プラークの蓄積により、歯肉炎が惹起され歯肉溝滲出液や出血が増加することにより、歯肉縁下の病原細菌の栄養源が増えることになるからです。また、歯肉縁上プラークは、う蝕や口臭の原因にもなるため、適切なプラークコントロールは、口腔の健康に極めて重要です。しかし、歯肉縁上プラークの除去のみで歯周炎が治ることはありません。

> 見方は
> こう変わる

Case 13
プラークの量は、歯肉の炎症と関連する

　初診時、21歳男性。4⏌の自発痛を主訴として来院。6⏌を小学生の頃に治療した後、歯科医院に通ったことがないとのこと。主訴の4⏌の他にもホームケアの不良による歯肉腫脹と歯石の沈着が見られたため、口腔内写真を活用して歯周治療の必要性を伝えました。2ヵ月後、適切なブラッシングと歯石除去により、ほぼ健康な歯肉の状態まで改善が見られています。

初診時（21歳）

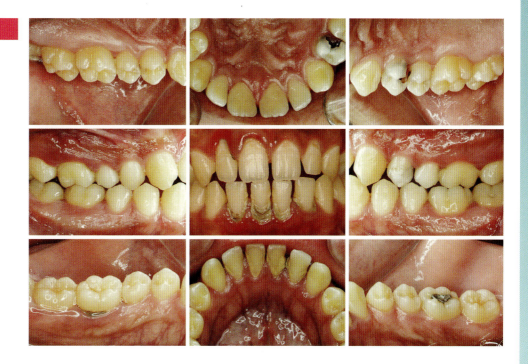

2ヵ月後

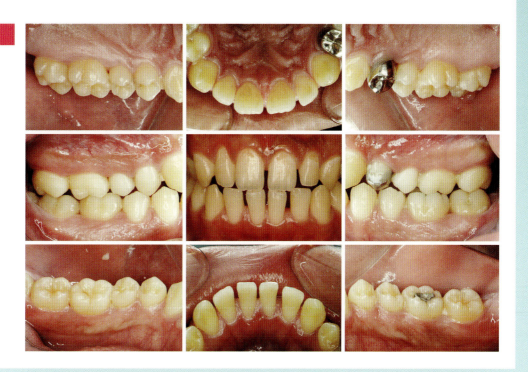

> **見方は こう変わる**

プラークの量だけでは、歯周炎の進行を判断できない

　Case 4のように、プラークや歯石の沈着と歯周組織の破壊が明らかに一致している症例はよく見かけます。しかし、来院する患者を詳細に見れば、Case 5のようにプラークや歯石が少なくても重度に進行している症例や、Case 2のように口腔内全体を同じようにプラークコントロールしているにもかかわらず、一部の歯のみに歯周病が進行している場合もあります。このようにプラークの総量だけで歯周炎の進行を判断

Case 4　第1章 P.34

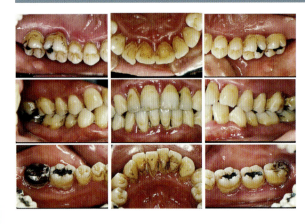
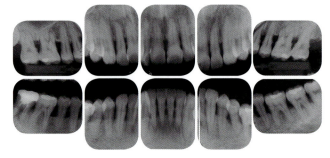

Case 5　第1章 P.36

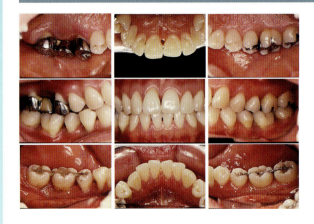
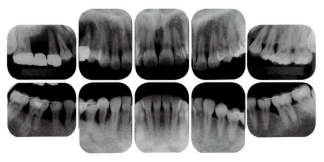

することはできません。

　プラークが少ないにもかかわらず、歯周炎が進行している場合は、**Case 11**のようにその子供達の発症を防ぐ取り組みが重要です。

Case 2　　　第1章 P.28

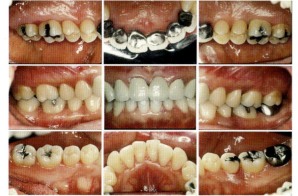
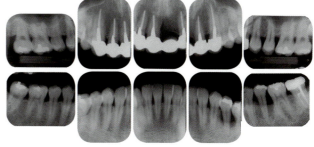

Case 11　　　第1章 P.54

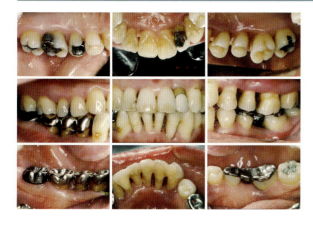
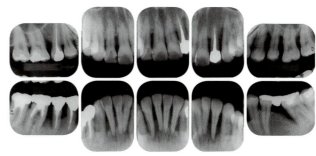

現在の視点で整理する　1970's 特異的プラーク説

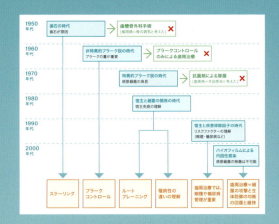

当時の病因論

プラークの総量から質へ：抗菌療法が注目され、盛んになった

この時期には、嫌気培養技術が進歩し、口腔内から様々な偏性嫌気性菌が検出されました。その結果、歯周病原性のある細菌が検出され、プラークの量ではなく、質が問題とされるようになりました。特定の細菌によって歯周炎が発症すると考えられ、コレラやチフスのように外因性細菌による感染が疑われました。これが正しければ歯周病原細菌は、抗菌療法で駆逐されるべきものということになります。

現在の見方

生命にかかわらない感染症＝歯周病に抗菌剤は適当ではない

この時代には、アモキシシリン＋メトロニダゾール＋ニューキノロンなどの複数の抗菌剤で除菌が試みられました。一定期間成果が上がった症例もあったでしょうが、今日ではこのような抗菌療法は、全身および腸内の細菌叢に甚大な悪影響を与えることがわかってきており、生命にかかわらない感染症には適当でないとされています[11,12]。

しかしながら、今日でもマクロライド系のアジスロマイシンを投与して一気に歯周基本治療を行うやり方を推奨する臨床家がいます。新しいマクロライド系抗菌剤には、バイオフィルムを溶解する作用もあることから、短期的には臨床上の効果を感じることもできます。しかし、今では歯周炎の感染は、常在細菌によるものであることがわかっています。つまり、細菌を駆逐することはできないのです[8]。

この時代は、病原性の高い細菌が見つかったものの、歯周炎の診断や治療にどのような意味があるのかが、まだわからなかった時代とも言えます。

| 現在の視点で整理する | 1980's 宿主と細菌の関係 |

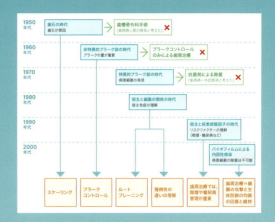

当時の病因論

宿主の免疫応答に注目が集まる

研究が進み、歯周炎の発症と進行には特定の細菌が大きく関与するが、宿主の免疫応答が重要な役割を演じることがこの時代にわかってきました。組織破壊の経路の解明が進み、様々な全身疾患に関連した歯周炎も報告されました。

ある程度、付着が喪失してもメインテナンスで健康を維持できるという考え方も登場

この一方で、ある程度の付着喪失は受け入れたとしても、メインテナンスにより長期間歯周組織の健康を維持できるという報告も出始めていました。臨床面では、これまでを振り返って考え方の整理が行われました[3]。

再生療法が登場、「組織の再生」という新しい目的が生まれる

失われた歯周組織を回復させるための再生療法（Guided Tissue Regeneration）が開発されたのもこの時代です。今日に至るまで様々な材料が開発されています。これまでの外科手術は、局所からの感染除去を目的としていましたが、再生療法では感染除去後に組織再生を主たる目的とするという点でこれまでの歯周外科とは、大きく目的が異なっています。

ルートプレーニングの効果が脚光を浴び始める

また、ルートプレーニングという言葉が、文献に現れるようになったのもこの時代です。スケーリングは歯石を歯面から除去する作業ですが、微細な歯石を取り残し、歯根面のざらつきが取れていません。プラークや歯石の再沈着を防ぐために、特に歯肉縁下のざらつきを除去し、根面を平滑にすることが重要です。これをルートプレーニングと言います。

現在の見方

様々な発見、治療法が出てきても、SRPが歯周病に対する最も優れた治療であることに変わりはない

歯周基本治療、すなわち、適切にスケーリング、ルートプレーニングすることにより、多くの歯周炎において良好な経過を得られることが、臨床現場で感じられ始めた時代でもありました。事実、筆者は、30年の臨床でそれを体験しています（Case 7, 11）。また本書にあげる多くの症例で検証しています。

> 見方は
> こう変わる

Case 14
ルートプレーニングの効果は絶大である

　1988年、シアトルの歯科衛生士学校教官の Faith Gant 先生が来日し、自院の患者に施術してもらいました。適切なルートプレーニングとはどういうものなのか、その効果を体感した症例です。術後2日目に、すでにどこをルートプレーニングしたのかと思うほど、きれいな歯肉が表れ、2ヵ月後には美しい艶とはりのある歯肉になりました。

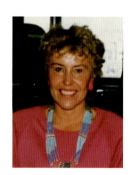

初診時

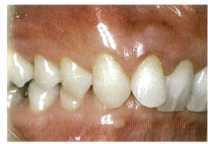 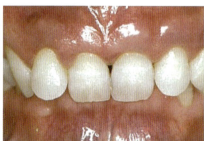 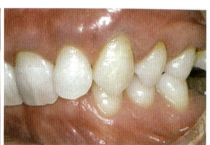

Gant先生によるルートプレーニングから2日後の状態

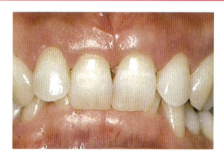

Gant先生によるルートプレーニングから2ヵ月後の状態

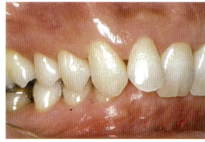 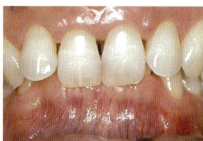 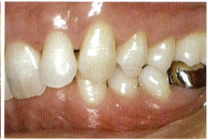

（月星光博、岡賢二他：スケーリング、ルートプレーニングをきわめる、デンタルハイジーン、9（1）、P.9、医歯薬出版より許可を得て転載）

現在の視点で整理する 1990's 宿主と疾患修飾因子 [13〜18]

当時の病因論

喫煙が最大のリスクファクターとして位置づけられる

病因論が進歩し、細菌の攻撃、宿主防御、組織破壊、リスクファクターの関係がより明確になってきました（**図1-1-8**）。宿主の感受性に関しては、遺伝子によって異なるとする研究も発表されました。また、後天的なリスクファクターとしては、コントロールされていない糖尿病との関連も明らかにされています。

しかし、最も重要なことは喫煙が歯周炎の最大のリスクファクターであると位置付けられたことです。同様の処置をしても経過良好の例と、どんどん悪化する例があることは、以前から臨床研究で示されていましたが、その大きな原因の一つが喫煙だったわけです[19]。逆に言えば、喫煙・非喫煙を分けていない過去の臨床研究結果には問題があったと考えられます。日本においては、この頃から歯周組織への喫煙の為害作用が報告されてきました[19〜21]。

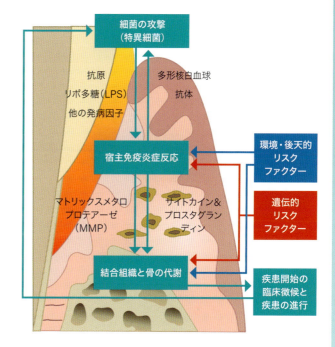

図1-1-8
1980年代に歯周組織の破壊の経路が解明され、1990年代には破壊の進行のスピードが、宿主の遺伝的なリスクファクターや全身状態や生活習慣によって異なることが明らかになった。

現在の見方

臨床では、喫煙が最大のリスク要因

私達が30年以上歯周治療に取り組んできた結果見えてきたことは、やはり「喫煙」が歯周病の最大のリスクファクターだということです。糖尿病に関しては医科でのコントロールができていれば、それほど問題になるケースは多くはありません。喫煙の害は長い時間軸で見ないとわからないこともあり、未だにすべての臨床家が深刻に受け止めているとは言いがたい状況です。注意をして見れば、初診患者で重度の歯周炎のほとんどは、喫煙者、ないし過去の喫煙者です。通常の歯周治療を行っても喫煙者の場合は、組織の応答が悪く、中期的には進行していく可能性が高いのです[20]。

Case 15 喫煙などのリスクがないのに初診時末期の歯周炎だったハイリスク症例

納得

2013年（66歳）

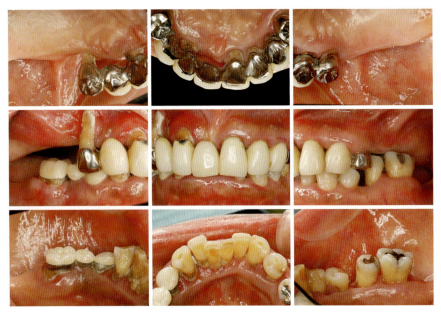

2013.10.4

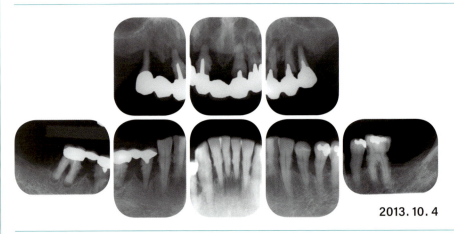

2013.10.4

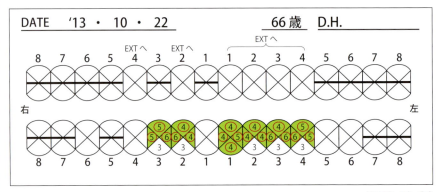

2013.10.22

上の前歯がグラグラするという主訴で来院しました。末期の歯周炎ですが、ノンスモーカーで全身疾患もありませんでした。おそらく若い頃から歯周炎が発症し進行したと考えられます。これほど罹病性が高く末期でも、残存歯は歯周治療に良く応答してくれました。ひるがえれば、早期に発見し、適切な歯周治療とメインテナンスができれば罹病性が高い人でも十分に治療可能なことがわかります。

2015年（68歳）（再評価時）

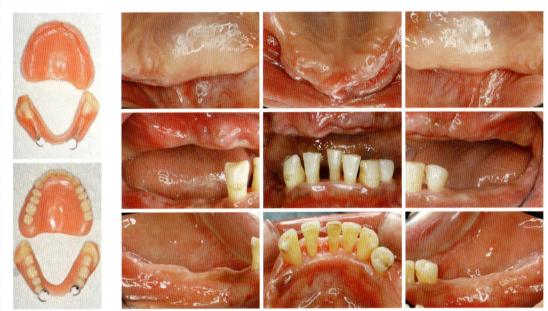

2015.6.16　　　　　　　　　　　　　　　　2014.1.15

下顎前歯部と|4 は保存可能でした。歯周基本治療後、歯が最も安定した位置に自然に移動しました。そうすると切端が不揃いで上顎の総義歯の安定が難しいために、やむを得ず下顎前歯は補綴をしています。これ程重度の歯周炎でもノンスモーカーの場合、適切なSRPで十分に治療可能です。

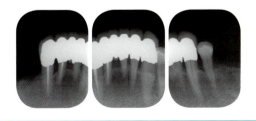

2014.11.25

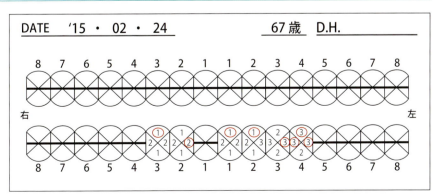

2015.2.24

> 見方は
> こう変わる

Case 10, 16
一卵性双生児でも大きな差が出るほど、喫煙の影響は大きい

　一卵性の双子の姉妹です。下はノンスモーカーの妹で歯周炎はありません。上の姉はヘビースモーカーで「来院の数年前からどんどん歯が自然脱落してきた」と来院しました（**p.50参照**）。この二人を見ているだけで喫煙の歯周病に対するリスクの高さが感じられます。

2010年（63歳）（ヘビースモーカーの姉・CASE10）（メインテナンスに来ず、9年後の再来院時）

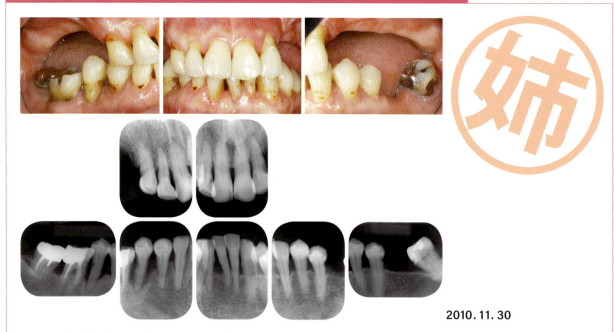

2010.11.30

2010年（63歳）（ノンスモーカーの妹・CASE16）

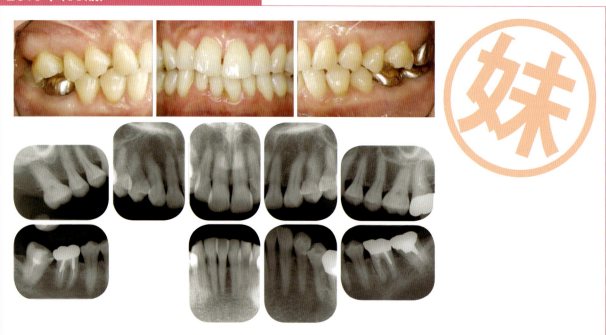

見方はこう変わる 禁煙できた人とそうでない人では、長期的に明らかな差がでる

Case 3　喫煙で悪化　　第1章 P.30

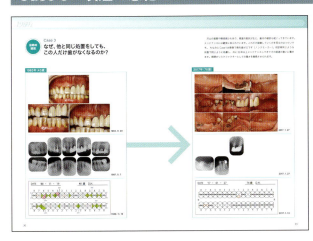

Case 1はヘビースモーカーで現在に至るまで禁煙しておらず糖尿病、心筋梗塞、白内障など多数の疾患を抱えています。34年後には、20本の歯を喪失しましたが、喫煙の影響を強く感じる症例です。

Case 8　完璧なプラークコントロールをしていても喫煙で悪化　　第1章 P.46

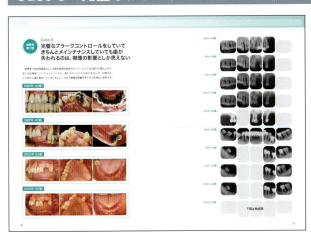

プラークコントロールは良好、メインテナンスにもきちんと通っていましたが、歯を喪失。喫煙の影響を考えざるを得ない例です。

Case 9　禁煙で良好　　第1章 P.48

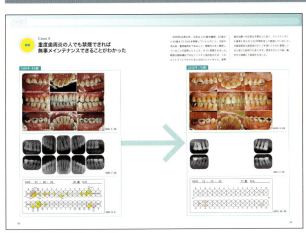

重度歯周炎であっても禁煙すれば、メインテナンスは可能であることがわかる例です。

現在の視点で整理する

2000's バイオフィルムによる内因性感染[8]

当時の病因論

バイオフィルム/Red Complex、均衡維持がキーワードに

デンタルプラークがバイオフィルムの性状を持つこと、つまり細菌は単体で存在しているのではなく、一つの大きな社会を作り、ネットワークを持ちながら存在していることが示されました。さらに、これまで歯周病原性細菌とされてきた red complex（P.gingivalis, T.forsythia, T.denticola）が常在細菌と考えられるようになってきました[8]。

現在の見方

最新の病因論に基づく歯周治療は「病気の根絶ではなく、歯周組織と細菌の均衡の回復と維持」

私達の多くは歯周病原性細菌を持っていますが、必ずしも歯周炎を発症するわけではありません。細菌の攻撃と宿主の防御の関係は、局所の感染状態とリスクファクターなどが複雑に絡み合い、均衡が維持されたり、破綻したりしています。その結果を私達は臨床所見として見ているわけです[8]。

また、P.g.菌などが軟組織のみならず細胞内にも侵入することが示されました[8]。こういう形で細菌感染が存在するのであれば、時には骨欠損内の感染性不良肉芽組織を除去しなければならない場合もあります[6]。

ここまでの病因論の進化により私達の行う歯周治療は、「細菌を0にするわけではない」、抗菌薬で細菌を除菌することはできないし、しようとしてはなりません。「プラークを0にするわけではない」、プラークの量も質も重要ですが、プラークコントロールは、歯周治療の1つの要素です。

結局のところ、歯周治療とは、
①質の高い歯周基本治療により、「局所の感染の除去を可能な限り行う」こと
②プラークコントロールを適切にすること
③喫煙はしない
④メインテナンスを行うことにより、生体が細菌の攻撃に耐えて均衡を維持できるよう手助けをする

ことと考えられます。病因論の進化により歯周治療は、

「病気を根絶するのではなく、均衡を回復し、維持すること」

と考えるようになっているのです（図1-1-9）[20]。その典型例、すなわち、長年にわたり均衡を維持できている症例（Case 17）を見てみましょう。

現在の歯周炎の概念	現在の歯周治療の概念
健康 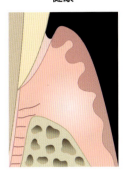	健康 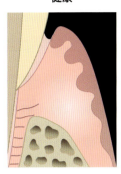
生体の防御 ● 感受性 ● 喫煙 ● 糖尿病 ● ストレス ● 加齢 など 細菌の攻撃 ● プラークの量 ● バイオフィルムの質 など	生体の防御 ● 禁煙 ● 糖尿病の治療 細菌の攻撃 ● プラークコントロール ● SC、RP ● メインテナンス
歯周病＝生体の防御＜細菌の攻撃	歯周治療＝生体の防御＞細菌の攻撃
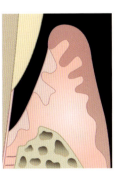	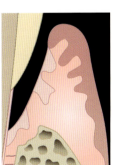

図1-1-9a
ホームケアの不良や生体の感受性が高い場合、喫煙によって生体の抵抗性が落ちることにより、均衡が崩れ歯周炎を発症する。

図1-1-9b
歯周治療は生活習慣の改善と適切な歯周基本治療、メインテナンスによって均衡を改善し、維持すること。

> 見方は
> こう変わる

Case 17
均衡の回復と維持が長年とれている例
＝これこそが歯周治療の現在の姿である

1997年（49歳）

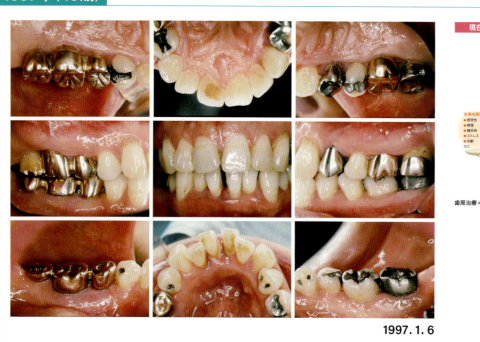

1997.1.6

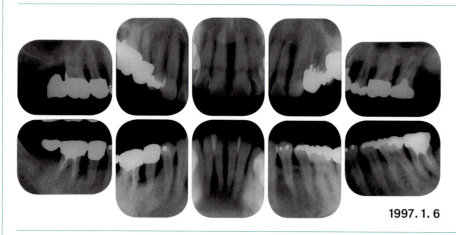

1997.1.6

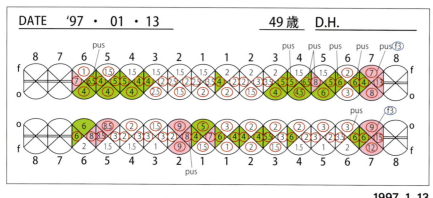

1997.1.13

典型的な中等度歯周炎症例です。下顎前歯部の歯肉が痛いという主訴で、20年前に来院しました。ノンスモーカーです。スケーリング、ルートプレーニングという歯周基本治療のみで良好な経過を示しています。主訴の下顎前歯部は、時間の経過と共に離開が自然に閉じてきています。

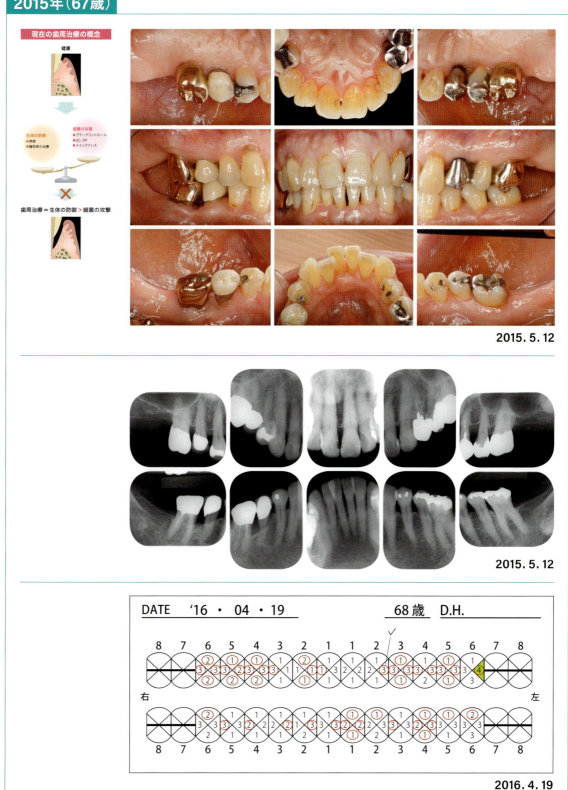

PART 2
歯周治療のコンセプトと実際

PART1では、歯周病の病因論について過去を振り返りながら現在の考え方を整理してきました。しかし、頭で理解したことを臨床に応用する、言い換えれば臨床に落とし込まなければ何の役にも立ちません。

そこでPART2では、病因論を毎日の臨床に応用する際の考え方を、①診療室に必要な歯周病の見方と、②ホームデンティスト・プロフェッショナルだからこその診療室の役割に分けて解説します。

第1章
臨床判断はこう変わる歯周治療の実際

適切な臨床判断を行うための歯周病の見方

　これまで見てきたように、歯周病は宿主の感受性や、リスクファクターによって様々な病態を示します。そのため、初診の患者が来た時に、どのような見方をすべきかを知っていない限り、適切な判断はできません。

　「診断をつける」ということは、単に疾患の分類をすることではなく、「臨床判断」を確かにすることです。本章では、歯周治療を始めるにあたり、適切な臨床判断を行う上で役立つヒントを5つの項目に分けて整理しました。

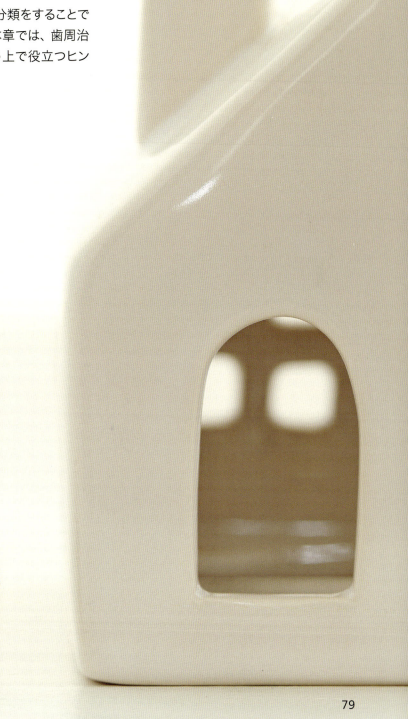
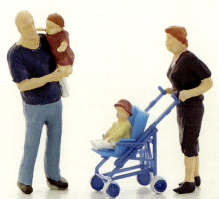

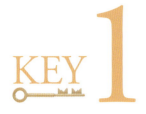

歯周病の見方その1
時間軸で考える
歯周病は過去から現在の問診、考察が重要

　PART1で述べてきたように、歯周病は私達に色々な顔を見せてくれます。それを解き明かす一つの方法が「時間軸で判断する」ことです。時間軸で判断する意味は、大きく分けて二つあります。

ある時間断面だけで判断を下してはならない

　一つは、ある時間断面だけで判断を下してはならないことです。後に述べる年齢と破壊の程度と密接に関係しますが、同じ6mmの歯周ポケットでも急に進行した場合と、10年、20年かけて進行した場合では、今後のリスクも異なってくると推測されます。

　初診時の問診では、いつ頃から歯磨きの時に出血が見られたか、歯肉が腫れたり、歯が動いてきた時期などを詳しく聞いておく必要があります。それらの問診や、歯周チャートなどの診査を基に診断・臨床判断を行います（**図1-1-10**）。

　そして、データベースを用いて、初診の情報と共にその後の経過を蓄積していけば、症例が蓄積していくにつれて、大まかな傾向が理解できるようになります。つまり、医院に蓄積されたデータベースから得られた知見を利用することで、より正確に未来を予測できるようになるのです。

結果を長期にわたって見続けなければならない

　二つ目の時間軸の意味は、結果を長期にわたって見続けなければならないということです。う蝕も歯周病も「細菌の攻撃と生体の防御の均衡の破綻」が発症の原因です。誰でも均衡が破綻し、その状態が持続すると「う窩」「付着の喪失」「骨吸収」を生じます。う窩を充填してもう蝕の原因がなくなるわけではなく、ポケットが浅くなっても、ホームケアやメインテナンス不足により、歯周炎の再発や進行が起こります。ですから、う蝕も歯周病もある時点で治ったとは言えず、良い状態を長い時間軸で維持していくよう、メインテナンスをしなければなりません（**図1-1-10**）。

時間軸で歯周病を見続ける

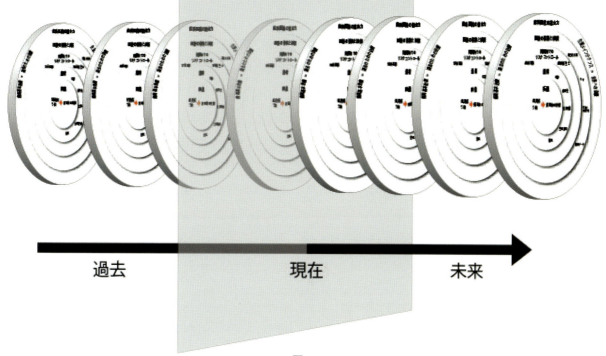

図1-1-10
私達に見えるのはある時間断面の状況だけである。しかし、実際には、時間は過去から未来へと途切れなく続いている。初診時の時間断面だけで判断するのではなく、年齢や口腔内、歯周組織の状況、そして適切な問診によって過去の状況を把握することで、未来の予測が可能になる。

歯科臨床は長い時間軸で見続ける性質の仕事

　そもそも歯科臨床は長い時間軸で見続ける性質の仕事と考えるべきです。長い時間軸で見ていると歯周炎の悪化や二次う蝕や根面う蝕のような経験もすれば（P.91のCase20）、予想以上に良好な経過をたどることも経験します。これらを医院の経験として蓄積していき、臨床判断を絶えず向上させていかねばなりません。歯周病の性質上、いったん回復したから治療が終了するわけではないからです（P.82のCase18）。

| たとえばこんな症例 | Case 18 |

20年間で均衡回復→維持→来院中断・悪化→再度回復・維持を経験した例

　初診時、47歳女性。喫煙経験は、20歳から1日10本。5|の近心に垂直性骨欠損が見られたため、1991年8月8日に歯肉弁を開けて、SRPおよび不良肉芽組織の除去を行いました。その後、1996年までは定期的にメインテナンスに来院していましたが、その後メインテナンスを中断し、2000年に再来院されました。

　再来院時には、再度歯周炎の著明な進行が認められました。その後、再治療を行いましたが、ご主人の体調が悪化し、その影響でしばしばメインテナンスが中断し、再発、再治療を繰り返しています。2010年にご主人が亡くなられ、その後は、定期的に来院されています。

　この方のように、いったん均衡を回復させてもメインテナンスによって継続的に均衡を維持しておかなければ、歯周病は再発や進行が起こる可能性が高いのです。

　この症例からも明らかなように、いったん歯周治療で良くなっても、必ずしもその状態を永続できるとは限りません。様々な術式で歯周組織を回復させることが歯周治療のゴールのように一見思えるかもしれませ

初診時　歯周病が進行 → 均衡破綻

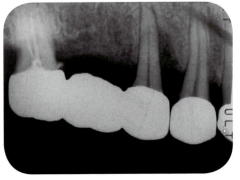

初診時。5|近心に垂直性骨欠損が見られる。

治療により回復 → 均衡回復　ここからがスタート

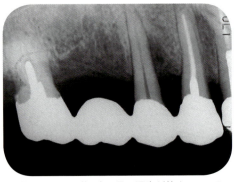 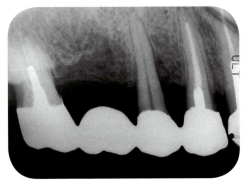

外科処置の4ヵ月後。少し骨の再生が始まっている。　　　外科処置の約1年後。

んが、それはゴールではなくスタートです。長く診療を続けていると、人の人生を3年や5年単位ではなく、10年、20年という単位で考えなくては、本当にそれが良かったのかどうかが判断できないと思うようになりました。

寿命が延びて、90歳近くなっても普通に来院される方が多くなった時代だからこそ、益々長期間の時間軸で考えることの重要性が高まっていると思います。

4年半後、家族の事情で、メインテナンスが中断

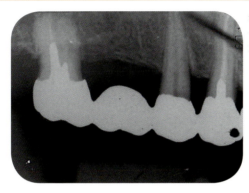

外科処置の約4年半後。エックス線写真ではすっかり回復しているように見える。この後、メインテナンスが中断した。

中断から4年後、歯周病の進行が著明 → 再度破綻

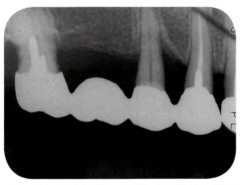

メインテナンスを中断して4年後、再来院時の状態。歯周病の進行が著明。

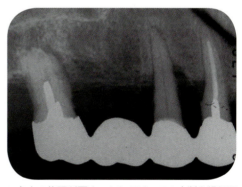

ご主人の体調が悪く、メインテナンスの中断を繰り返していた頃。ホームケアも不良で歯石の再沈着が見られる。

生活が落ち着き再度良好に → 均衡回復

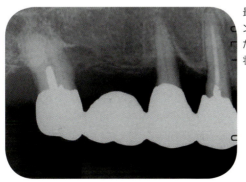

最近の状態。生活も落ち着き、ホームケア、メインテナンスも良好。しかし、喫煙が止められないためリスクは高いので安心することはできない状態が続いている。

KEY 2 歯周病の見方その2
患者の感受性を考慮する
年齢と破壊の程度に関する情報が、術後経過の推察に重要

年齢と破壊の程度を考慮する

　1990年代に宿主と疾患修飾因子の関係が明らかになり、宿主の遺伝的なリスクファクター（感受性）が歯周病の進行に影響することがわかりました（**図1-1-11**）。初診時に患者の歯周病に対する感受性を判断するには、年齢と破壊の程度を考慮することが重要です。

　慢性歯周炎と呼ばれる歯周炎は、プラークや歯石が蓄積して生じるため、ある意味不潔病と言えるでしょう。おおむね35歳以上に発症するイメージです。以前は成人型歯周炎と呼ばれていましたが、もっと若い年齢でも生じるため、慢性歯周炎と分類されるようになりました（**図1-1-12**）。

　一方、比率は少ないですが、20歳前後から20歳代で進行した歯周炎に罹患している人もいます。こちらは侵襲性歯周炎と分類されます。進行した部分と健康な部分が隣り合っているのが特徴的です（**図1-1-13**）。

　このように、年齢と破壊の程度は、その人の歯周炎のリスクを総合的に表しているため、術後経過を推察するための重要な情報です。

　歯周炎の罹病率については、40歳以上の集団では50％が中等度歯周炎、10％が重度と言われています。歯周炎の感受性が高い集団が10％、抵抗力の高い集団が10％、両者の中間の集団が80％とも言われています。

　歯周炎は自覚症状が乏しく、進行して末期になるまでにはある程度の時間がかかるため、患者も歯科医院も放置している場合も多いでしょう。しかし、これだけの患者がいれば、非常に多くの歯周治療とメインテナンスが必要です。そのための対策を地域の歯科医院は考えねばなりません。まずは、自分の医院で適切な歯周治療を多くの人に提供するための医院作りが必要です。[6,7]

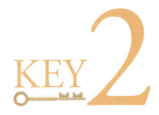

図1-1-11
1980年代に歯周組織の破壊の経路が解明され、1990年代には破壊の進行のスピードが宿主の遺伝的なリスクファクターや全身状態や生活習慣によって異なることが明らかになった。

慢性歯周炎の例

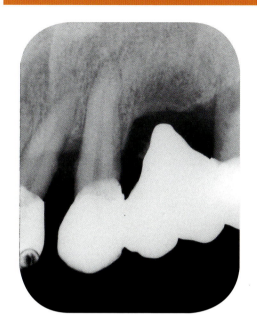
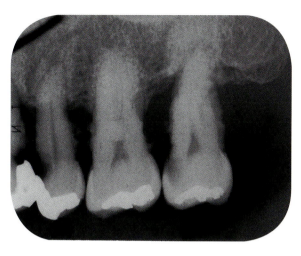

図1-1-12a、b
初診時50歳、男性。喫煙経験は、20歳から40歳まで1日20本。40歳の時に禁煙。不良なプラークコントロールが長期間続いた結果、多量の歯石が歯根面に沈着している。沈着物の量に応じた歯槽骨の水平的な吸収が見られる。

侵襲性歯周炎の例

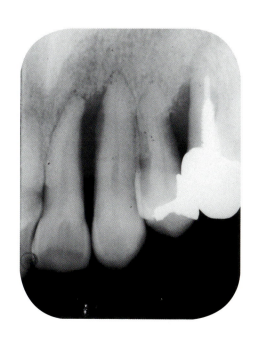
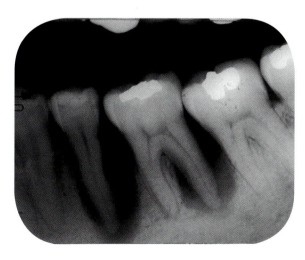

図1-1-13a、b
初診時38歳、女性。非喫煙者。重度に進行した箇所とほとんど進行が見られない部位が混在している。歯根面の沈着物がほとんど見られず、急速に進行したと思われる。

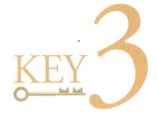

歯周病の見方その3

患者の生活習慣を考慮する 特に喫煙の状況を把握する

現在の喫煙や過去の喫煙歴は重要な問診事項である

環境や後天的リスクファクターに注目する

　さらに、患者の感受性だけではなく、環境・後天的リスクファクターにも目を向けなければなりません（**Case 19**）。その中で最も重要なリスクファクターが喫煙です。初診時重度歯周炎の大半は、スモーカー、ないしは喫煙経験者です。通常の歯周治療を行っても反応が悪く、いったん落ち着いていても中長期的には悪化することが多くあります。ですから、現在の喫煙や過去の喫煙歴は重要な問診事項です（**図1-1-14**）。

　後天的リスクファクターでは、コントロールされていない糖尿病が重要な要因です。しかし、最近は糖尿病への啓発が功を奏したのか、実際の臨床現場では、喫煙ほど大きな問題ではないと考えています。

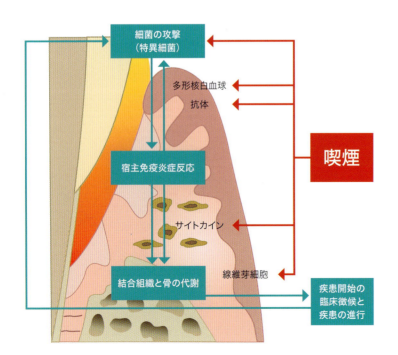

図1-1-14
歯周組織に対して喫煙は、①歯周ポケット内細菌叢への影響、②歯周組織の炎症所見のマスキング、③歯周組織局所の免疫系への影響、④線維芽細胞への障害による歯周組織の創傷治癒の遅延、などの影響を及ぼし、結果として喫煙者は非喫煙者に比較して歯周病の罹患率が高く、経時的に歯周炎がより進行し、さらに治療後の予後に悪影響を及ぼすことが明らかになっている。

Column 喫煙と歯肉着色

図1a、bは17歳から喫煙を始めた女性の7年後の様子です。このように、喫煙者には歯肉着色がしばしば見られます。最近、日本ヘルスケア歯科学会会員のメインテナンス中の患者を対象者とし、禁煙することで歯肉の着色が経時的に減退する論文が発表されました[23]。平均すると、約4,5年の禁煙で歯肉着色は半減します（図2）。また、この研究によれば、歯肉の着色は、40歳未満の比較的若い年齢の方の歯肉着色が強いという結果も出ています。

喫煙は歯肉の着色だけではなく、顔色も悪くなり、また、声もしわがれた感じになってきます。図3a、bの患者は、52歳の時に禁煙できたため、その後歯肉の色調が明るくなり、線維性の硬い歯肉が柔らかい感じになりました。顔色も良くなり、若々しくなりました。禁煙指導、防煙教育の際には、口の中のことだけでなく顔色、声、口臭のことなども交えてお話ししています。

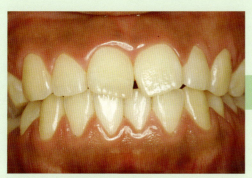
図1a 17歳で喫煙を始めた頃。

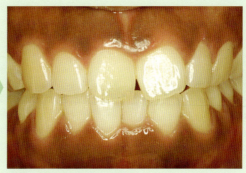
図1b 7年後25歳の口腔内。

図2
年齢と共に歯肉着色は減少するが、禁煙することでその改善傾向が高まる。

■ 現在の喫煙者
■ 過去の喫煙者

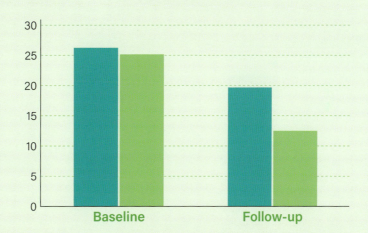

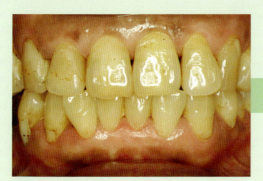
図3a 52歳で禁煙。

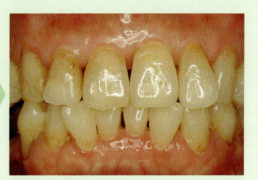
図3b 66歳の時の口腔内。

| 症例で見てみよう | Case 19 |

多量の沈着物があり、破壊が進行していた例

2010年（53歳）

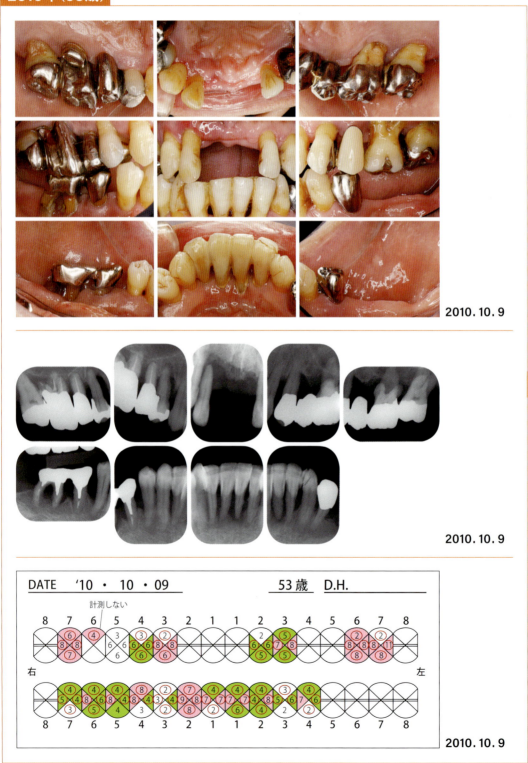

2010. 10. 9

初診時53歳、他院で長年歯周治療（歯周外科を含む）を受けてきたものの、治らず転院してきた方です。50歳で禁煙しています。ほとんどの歯が抜歯適応でしたが、あまり急激な変化がないように、本人の心からの同意を得てから抜歯に踏み切っていきました。上下で5本の歯を保全し、部分床義歯で機能を回復させています。抜去歯の歯石沈着の様子から、相当前から歯周炎が進行していたと見られます。侵襲性歯周炎と喫煙が合わさり、歯周炎が末期にまで至ったと想像されます。

2016年（59歳）

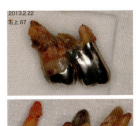
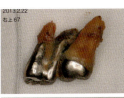
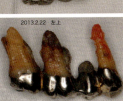
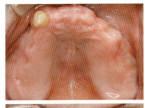
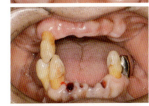
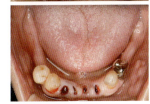

2016.12.20

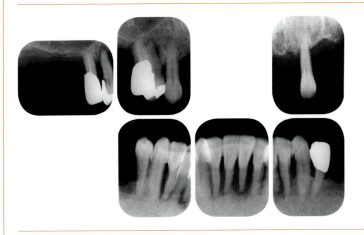

2014.11.27

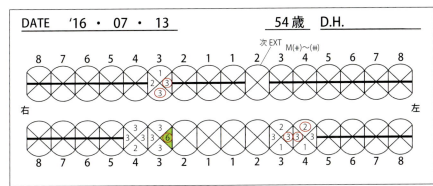

2016.7.13

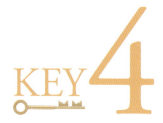

歯周病の見方その4

患者は時間と共に変化する
歯周治療では、患者に寄り添う姿勢が重要

患者の変化を見逃さず、常にその時期の最適なメインテナンスを考え続ける

　私達のように地域で30年以上診療を続けていると、若い頃には理解できなかったことを実感できるようになります。その一つが、患者は時間と共に変わっていくということです。

　患者の変化は大きく分けると、生き物としての変化、つまり成長や加齢によって必然的に起こる変化と、結婚、離婚、就職、退職や失職、突然起こる病気のように思いがけなく起きてくる変化があります。地域の歯科医院では、そのどちらの変化にも対応していかなくてはなりません。

　重要なことは、常に決まった事を同じように続けていくのではなく、患者の変化を見逃さず、常にその時期の最適なメインテナンスを考え続けていくことです。

　例えば、加齢や服用薬の影響などで唾液分泌量が減少することでう蝕のリスクが高まればフッ化物の強化などを考えます。最近では親の介護で来院が不定期になってしまう場合もあります。そのような場合は、臨機応変にアポイントを変更することも大事でしょう。

　高齢になると、それまで完璧だったホームケアが落ちてくる時期が必ず来ます。そのような場合は、歯周炎の治癒をめざすよりは、進行のスピードを緩めつつ、根面う蝕予防、肺炎予防に目標を切り替え、1回のアポイント時間を少なくして頻回に来ていただくようなことも行います。

| 学びの蓄積例 | Case 20 |

患者の人生には色々なことが起こり、それが口腔に影響してくるものである

高齢になり、認知症が生じ、う蝕で全顎修復になった患者

修復補綴が終わって5年後、60歳時。真面目にメインテナンスに来院し、プラークコントロールも良好で安定した経過をたどっていました。

25年後、85歳時。認知症を発症して1年ほどメインテナンスに来ることができませんでした。独居で飴など甘いものの摂取が非常に増え、以前ほどブラッシングもできなくなり、すべての残存歯にう窩が生じていました。高齢のため、治療は困難でしたが、全顎の修復補綴を行いました。その後、独居が不可能となり、施設に入所し、近医にてメインテナンスを受けています。

1987年（60歳）

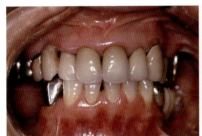
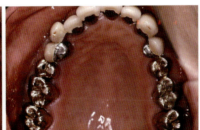
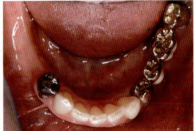

真面目にメインテナンスに来院・プラークコントロールも安定していた。

25年後

2012年（85歳）

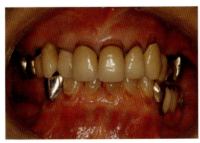
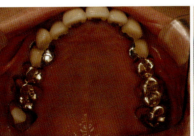
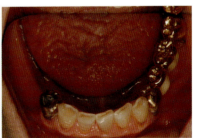

認知症を発症して1年。生活が変わりすべての残存歯にう窩が生じた。

第2章
地域の歯科医院としてのコンセプトと目標

歯周治療の目標

私達は、ホームデンティスト・プロフェッショナルとして地域歯科医療に貢献しなければなりません。その目標は何でしょうか？　歯周病に関して言うならば、
①初期から中等度歯周炎を確実に治癒して管理ができること
②若い人の歯周炎の発症を防ぐこと
③そのためには、歯科医院の総合力を高めること
の3つが最低の条件です。これらを詳しく説明します。

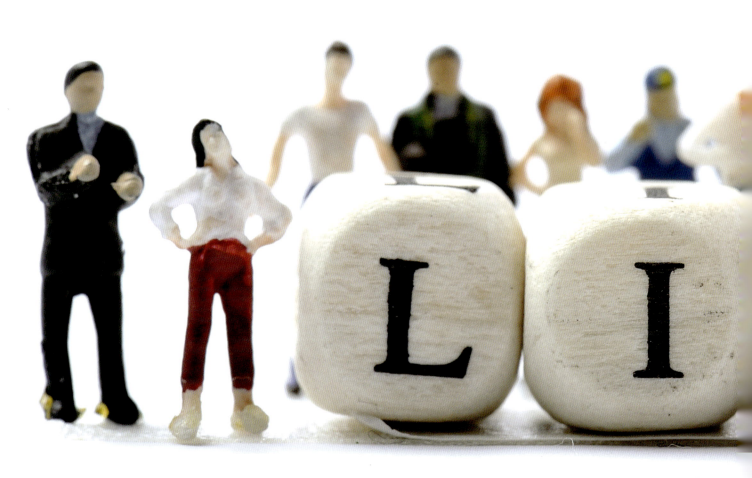

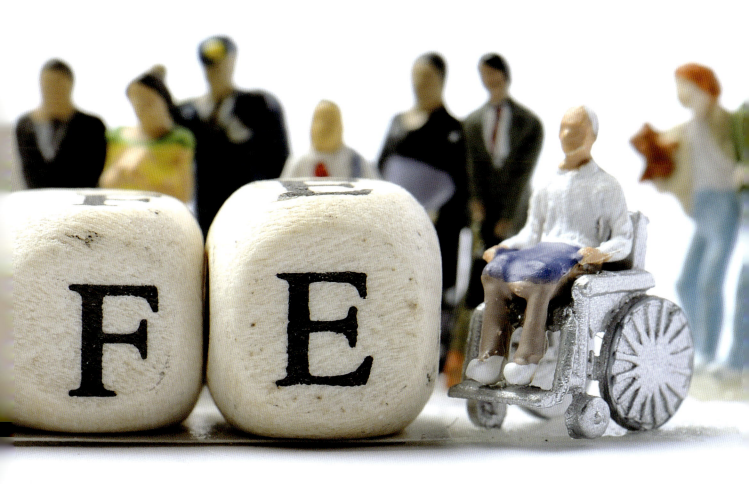

KEY 1 ホームデンティスト・プロフェッショナルとして、初期から中等度歯周炎は確実に治そう

初期中等度の歯周炎患者の治療に注力する

　初診時データからわかるように、成人において歯周治療が必要な人は非常に多いです。治療後のメインテナンスや予防的な歯周ケアも含めると、地域の歯科医院（ホームデンティスト・プロフェッショナル）では、相当なエネルギーを歯周治療に割かねばなりません。それが疫学的なデータから示されることです。そして、年代が若ければ初期、中等度が非常に多いことがわかります。歯周治療と言うとどうしても進行した歯周炎を思い浮かべがちですが、データからわかるように初期中等度の歯周炎を確実に治せる医院作りが大切です（**図1-1-15**）。それこそが地域の歯科医院にとって最も大切な仕事です。

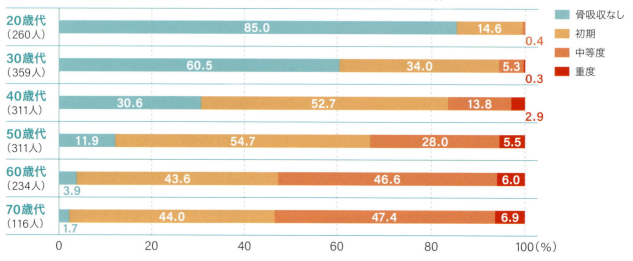

図1-1-15
初診患者の歯周病進行度の割合（日本ヘルスケア歯科学会の基準による大西歯科の臨床データより）。

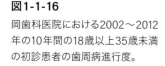

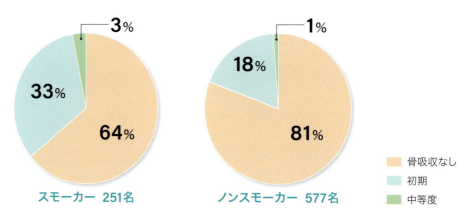

図1-1-16
岡歯科医院における2002〜2012年の10年間の18歳以上35歳未満の初診患者の歯周病進行度。

KEY 2 若い人の歯周炎の発症を防ぐことに力を注ごう

　先に初期、中等度を確実に治すことが重要だと述べましたが、もう一つ基本的なスタンスとして重要なのが歯周炎の発症を防ぐことです。そもそも歯周炎はいつ頃発症するのでしょうか？　ホームケアの程度や免疫力、喫煙などのリスクファクターなどが複雑に絡み合いますが、発症には概ね二つの傾向があります。プラークや歯石が蓄積して起こる慢性歯周炎の場合は、30代後半に発症します。進行度に比べてプラークや歯石が少ない侵襲性歯周炎の場合は高校生から20歳前後に発症します。

高校生から20代の患者の発症を見逃さない

　そこで地域の歯科医院としては高校生から20代の患者、妊産婦健診の患者の歯周炎の発症に注意を払う必要があります。ポイントはプラークや歯石が少ないケースでも発症していることがあることです（Case5）。慢性歯周炎の場合は、プラークや歯石が多いので見落としにくいのですが、男女とも人生で最も忙しい30代周辺で発症するため、来院が遅れたり、通院が途切れたりしがちです。患者教育をしっかり行い、この段階できちんと治療しておく必要があります。

侵襲性歯周炎への早期の対応を

　侵襲性歯周炎の発症比率は、どのくらいあるのでしょうか？　民族差があるようで、アフリカ系アメリカ人2.6％、白色アメリカ人0.2％、有色系ブラジル人6.1％、アフリカ系イスラエル人10.4％、日本人0.05〜0.1％と報告されています[24]。

　図1-1-16は当院（岡歯科医院）の2002年から2012年の10年間の18歳以降35歳未満の初診時来院患者の歯周病進行度を示しています。この年齢群には侵襲性歯周炎も慢性歯周炎も含まれていますが、ノンスモーカーで19％、スモーカーでは36％に歯周炎が見られました。この年代にこれだけの歯周炎の発症があるとすれば、その治療も重要ですし、もっと前の中学高校時代から歯肉炎・歯周炎に注意を払っていかねばなりません。

　喫煙があれば発症は10年程度早まります。侵襲性歯周炎で喫煙者の場合は、激烈に悪化すると考えられますので、若いうちに相当進行していると思われます（p.88のCase19）。また、慢性歯周炎で若い頃から喫煙している人の場合、やはり悪化の程度が強く、末期になると侵襲性歯周炎と慢性歯周炎の区別がつきにくいことがあります。

　歯周炎の発症という面から臨床を見ると、地域の歯科医院が果たす役割はとても重要です。初期中等度を確実に治すこと、さらには発症を未然に防ぐための姿勢も持ちたいと思います。

実例で考えてみよう

Case 21
発症直後侵襲性歯周炎の例
a. 若いうちから対応し、結果は良好でも、ストレスなどの影響は免れない。メインテナンスの重要性を感じる例

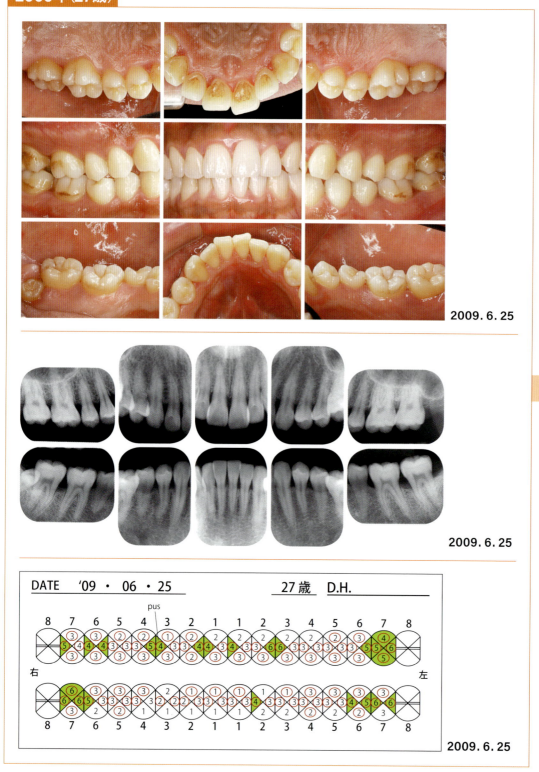

2009年（27歳）

初診時27歳、男性。主訴は健診。ノンスモーカー。一見、プラークも歯石も少ない人ですが、エックス線写真やチャートから歯周炎を発症していることがわかります。丁寧な歯周基本治療を行いました。2年後のエックス線写真では、骨の状態も良好でしたが、多忙でストレスも多いようで、メインテナンス間隔が開くとポケットを生じたり、出血点が増えるなど、不安定です。ストレスの評価法はありませんが、臨床的には影響があると感じます。今後もメインテナンスでしっかり見ていく必要があります。

2016年（34歳）

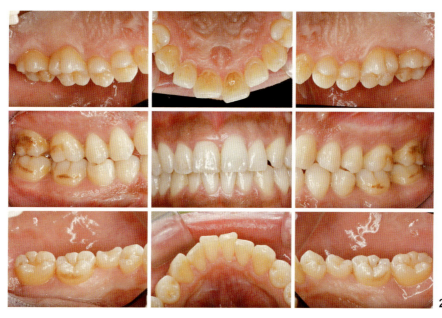

2014.6.18

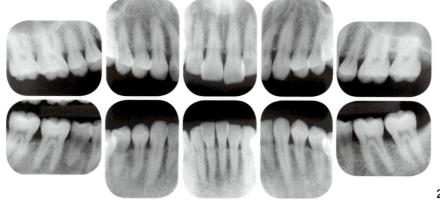

2013.10.30

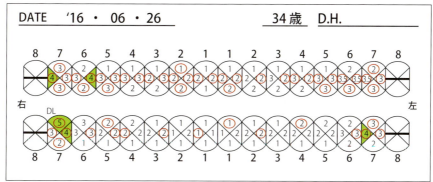

2016.6.26

| 実例で考えてみよう | **Case 22** |

歯周治療を受けられなかった侵襲性歯周炎の例

b.うまく維持はできているが、もっと早期に歯周治療ができていればと思う例

1997年（60歳）

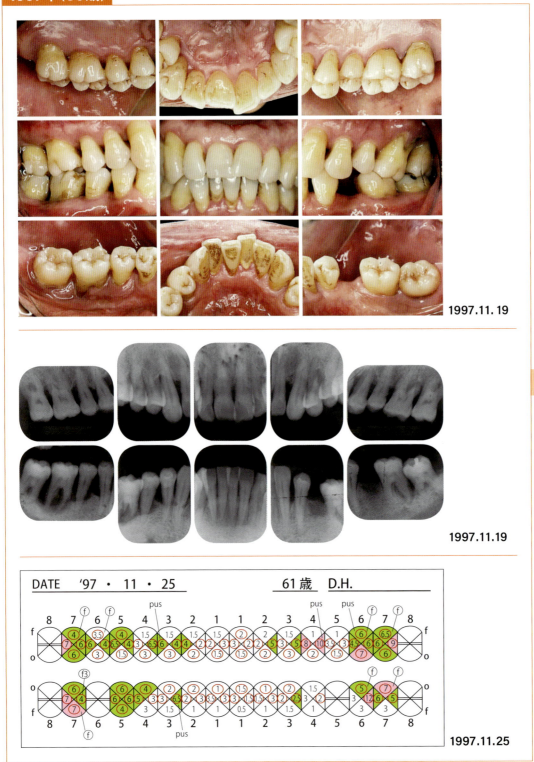

1997.11.19

1997.11.25

初診時60歳男性、主訴は6⌋の動揺と咬合痛。ノンスモーカー。若い頃から歯周炎に苦労してきた方です。ずっと歯科医院にかかっていましたが、対症療法のみで歯周治療は受けることができなかったそうです。主治医がなくなられたため、紹介で来院されました。初診時に6⌋、7年後に7|5⌋、⌊7を抜歯。7|6⌋、⌊6などHopelessの歯は患者の強い希望から保存。丁寧な歯周基本治療を行い、分岐部病変には超音波の屈曲したチップを使い、できるだけ感染の除去軽減を図っています。16年間でキャンセルは一度だけの方です。これだけ重度でも可能な限り感染を軽減しメインテナンスを行えば、一定期間維持できることを改めて学びました。

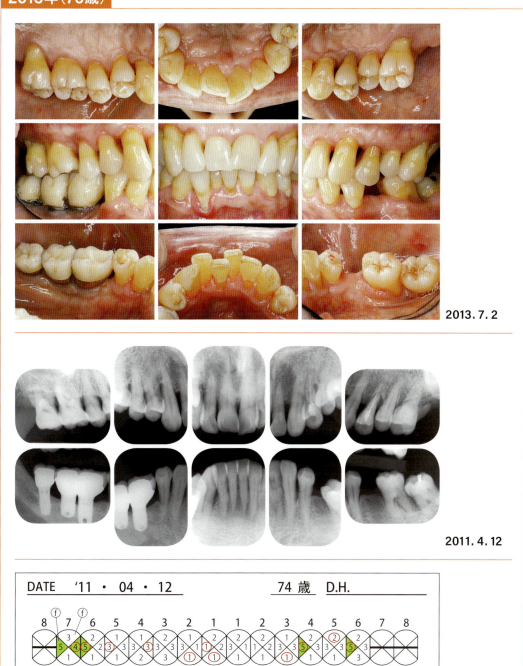

2013年（76歳）

2013. 7. 2

2011. 4. 12

2011. 4. 12

KEY 3 医院力の育成と熟成に尽力しよう

質の高い歯周基本治療ができるチームの育成[7]

これまで述べてきた歯周病の病因論を臨床的に理解し、適切で質の高い歯周治療を行うには困難な問題が幾つかあります。

a. 高度なSRPの技術の習得には時間と個人差もある

一つ目の問題は、スケーリング、ルートプレーニング（SRP）が、非常に技術を要するものだということです。歯肉縁下の様々な性状の根面に対して手指の感覚で行うため、正しい施術を習得することが大変難しいのです。日々努力しても5年程度かかるのが普通です。歯科医師も歯科衛生士も大学教育だけでは、技術も判断力を身につきません。さらに医院に複数の能力のある歯科衛生士がいないと、歯周治療もメインテナンスも安定して行えないのが現実です[6,7]。

b. 修復治療・主訴対応型治療に慣れた患者への啓発

二つめの問題は、地域の特性に合わせて徐々に歯周病のケアの大切さを啓発していくことの難しさです。これまで修復治療・主訴対応型治療に慣れた患者に、病因論に基づく歯周治療を理解してもらうことはすぐには難しいのですが、繰り返し説明をし、地域社会を変えていくことが必要になります。患者の受診動機が痛い、壊れたではなく、健康を守りたいに変わっていくには根気強い努力が必要です。

c. 歯科衛生士の育成と患者教育の両立

三つ目の問題は、従来の結果に対する治療を行いながら、歯科衛生士の育成と患者教育を両立させねばならない医院の運営の難しさです。歯科治療には、修復補綴・エンド・外科・矯正など色々な分野があり、それぞれに難しいのですが、歯周治療は技術力を要すること、医院をあげて取り組まねばならないこと、さらには患者数が圧倒的に多いことなどから、コンスタントに実践するには違った難しさがあります。

患者教育を重視する（喫煙、生活習慣）

　修復や補綴やエンドは、起きた結果、すなわち過去に対する治療です。う蝕予防の教育はもちろん必要ですが、う窩治療は歯科医のみで済むものです。歯周治療においては、患者の理解と協力がないと成功しません。つまり、術者側が努力をしても、ホームケアが不十分だったり、喫煙を続けたりしていると、細菌の攻撃と生体の抵抗力の均衡が回復維持できないのです。患者教育が、とりわけ重要なのが歯周治療なのです。

科学と臨床の検証を繰り返し、臨床判断力を養う

a. 科学と自院の臨床を照らし合わせ、立ち止まり、考える

　PART 1、第1章で科学が示す病因論の進歩を述べてきましたが、それが臨床とどのように関係しているかを自院の患者の経過やデータを見ながら確認、納得していかねばなりません。健康の科学はすべてに答えを持つわけではありません。

　ましてや誰でも長い人生の中で、健康も生活も揺れ動きます。疾病への感受性も変化します。ですから医院のデータから得られた臨床的な判断力が重要になってくるのです。これまでの歯科臨床では、症例の経過を追うこと、それらを集合してデータとして見ることが不足していました。歯周病は治療後も長く経過を見ていくべき疾患です。そうした長い時間軸でのものの見方を身につけ、臨床的な判断力、診断力を上げていかねばなりません。

b. 規格性のある資料とデータベースの構築の重要性

　長い時間軸で診ていくためには、規格性のある資料をとり、それをデータベースに入れていく必要があります。資料をすぐ見られるようにしたり、データを検索ソートできるソフトが必要です。本シリーズ第2巻で詳しくお話しします。日本ヘルスケア歯科学会では長年改良を進めてきたウィステリアというソフトがあり、これで画像・歯周チャート・リスクファクターなどを管理しています。単発的な症例の経過から得られた個人の感想ではなく、すべての症例から得られたデータによる結果を見て自院の反省や科学の示すところとの整合性を見ます。

Epilogue

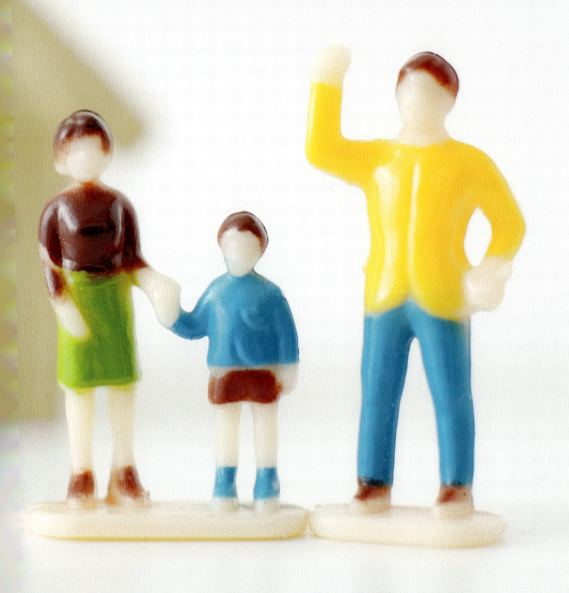

「疾患概念」
う蝕も歯周炎も疾患概念は同じである

歯周炎の疾患概念は、「細菌の攻撃と生体防御の均衡の崩壊」

a. 歯周炎の本質は細菌の攻撃と生体の防御の均衡の破綻

かつては、歯周炎＝骨の吸収＋付着の喪失と考えられていました（図1-1-17）。そのため、骨整形切除で骨を生理的な形態に戻そうとしたり、骨や付着を回復させるために様々な再生療法が試みられました。これはう窩の充填のように疾病の結果への治療と似ています。もちろん、う窩を適切に充填修復することは重

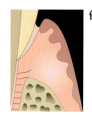
健康

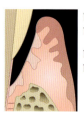
歯周炎＝
歯周ポケット、骨欠損

歯周治療＝
歯周外科手術、再生療法

図1-1-17
かつて歯周炎＝骨の吸収＋付着の喪失と考えられていた。

要な治療です。歯周炎の場合は、骨欠損や付着喪失への再生療法となるため、う窩の充填とは意味合いが違いますが、う蝕同様
「細菌の攻撃と生体の防御の均衡の破綻」
　こそが歯周炎の本質です（**図1-1-18、19**）。
だからこそ、
「細菌の攻撃と生体の防御の均衡を回復し維持する」
ことが現在の歯周治療の基本的な考え方です。そのためには、スケーリング、ルートプレーニングという歯周基本治療を高い質で確実に行うこと[6,7]、喫煙に代表されるリスクファクターを減らしたり、なくすこと、メインテナンスで均衡の破綻を防ぎ維持することが最も重要です。

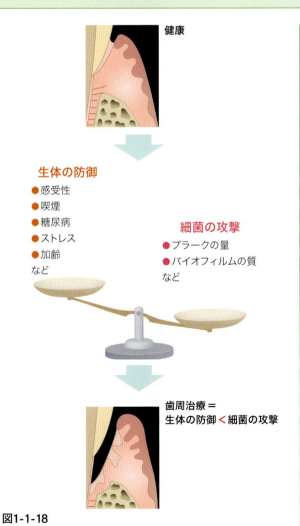

図1-1-18
ホームケアの不良や生体の感受性が高い場合、喫煙によって生体の抵抗性が落ちることにより、均衡が崩れ歯周炎を発症する。

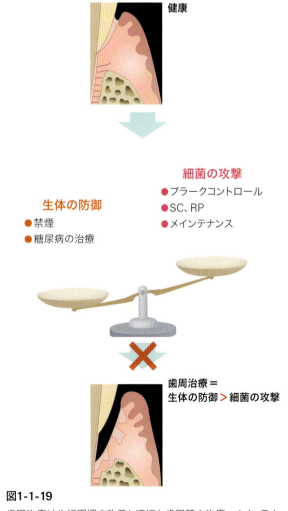

図1-1-19
歯周治療は生活習慣の改善と適切な歯周基本治療、メインテナンスによって均衡を改善し、維持すること。

う蝕の疾患概念も、実は、歯質の脱灰と再石灰化のバランスの崩壊である

実はこれは今では、う蝕の疾患概念と同じです。

a. カリオロジー普及前は、う蝕＝う窩だった

カリオロジーの考え方が普及するまでは、う蝕＝う窩と考えられており、う窩があって初めて「むし歯がある」と診断して処置を行っていました。すなわち、アマルガムやインレーなどで修復することがう蝕治療で、どこまで感染歯質を除去するか、どのような方法で修復するかが問題となっていました。そして、治療の主役は、歯科医師でした（図1-1-20）。

b. カリオロジーの理解が進むにつれ、う蝕は歯質の脱灰に変わった

しかし、カリオロジーの理解が進むにつれて、健康と思われている歯面でも毎日脱灰と再石灰化が繰り返されていることがわかってきました。そのバランスが脱灰に傾いた状態が長時間続くことによって歯質が崩壊しますが、崩壊に至るまでの歯質の脱灰こそがう蝕（う蝕症）であり、う窩はその結果にすぎません。

脱灰に関する要因には、プラークの量、バイオフィルムの質（プラーク中のう蝕原性細菌の割合など）、

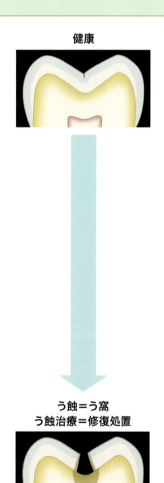

図1-1-20
以前はう蝕＝う窩という考え方だった。

飲食習慣だけでなく、乳歯・萌出したばかりの幼若永久歯・歯根面のように臨界pHが低い歯質、プラークが停滞しやすい歯の形態や部位などがあります。

再石灰化に関する最も重要な要因は、唾液です。唾液の分泌量や緩衝能が関わってきます。フッ化物も歯質の再石灰化には、欠かすことができません。この脱灰と再石灰化のバランスが脱灰に傾いた状況が続けば、歯質は崩壊してう窩が生じます（**図1-1-21**）。

c. 現在のう蝕治療とは、脱灰と再石灰化のバランスの改善と維持である

現在では、う蝕治療とは脱灰と再石灰化のバランスを再石灰化が優位になるように改善し、維持することと考えられています。実際の臨床では、歯や歯質の状態を考慮しながらプラークコントロールや飲食習慣の改善を行い、唾液分泌を促し、適切にフッ化物を応用します。その結果、口腔内の細菌叢も、う蝕原性の低い細菌叢へと改善がなされます。つまり、タービンやコントラを用いない、言い換えれば、修復処置ではない処置こそが、う蝕治療の本質です（**図1-1-22**）。

> う蝕も歯周炎も治療の考え方は「均衡を回復維持すること」である

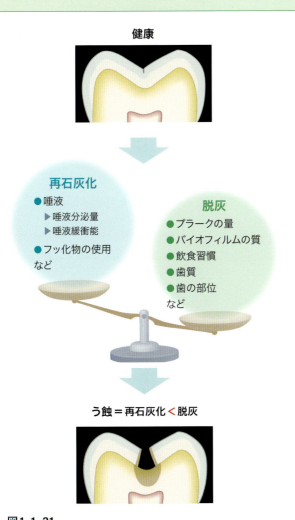

図1-1-21
プラークコントロールや飲食習慣が不良なために脱灰が再石灰化を上回ると、脱灰が進行する。

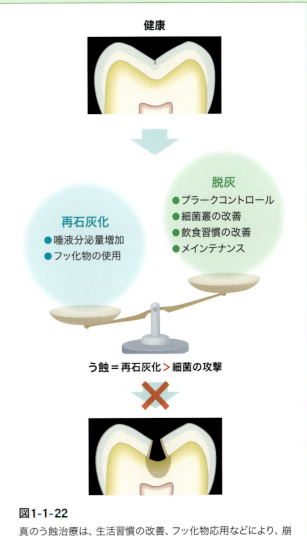

図1-1-22
真のう蝕治療は、生活習慣の改善、フッ化物応用などにより、崩れた均衡を回復させることである。

「治療手段」
歯周基本治療が最も効果的な治療である

歯周病に効果のある治療はSRP。だからこそ、確実な処置を行える高い技術力が必要である

スケーリング、ルートプレーニングは、器具の進歩、超音波チップの改良などによって、以前より行いやすくなっていますが、歯肉縁下の作業であるため、高度な技術を必要とすることを再度認識しましょう。誰でもすぐにできるというものではありません。技術力が術後経過に大きな影響を及ぼすので、各医院で能力の向上に努めることが欠かせません[6,7]。

歯周治療のための歯周外科は、歯肉縁下へのアクセス確保の目的で行う

歯周治療を目的とする歯周外科手術は、アクセスのできない歯肉縁下にアプローチする場合に行われることが最も多いため、各医院の歯周基本治療の技術力により頻度は変わってくるでしょう。

「結論」
歯周治療に魔法の弾丸はない

歯周治療は、地道な歯周基本治療とメインテナンスに尽きる

　歯周炎が日和見感染ということは、ある薬を飲めば治るという「魔法の弾丸」はないということです。歯周基本治療を高い技術力で日々行い、良い状態を維持するために時間軸（過去、現在、未来）で考え、患者のライフステージに応じて、その時々の問題を改善するメインテナンスを続けることが最も効果的であること、これこそが、長年の歯周病の病因論の進化でわかったことなのです。これらを達成するには、歯科医師だけで行うのではなく、歯科医院のスタッフ全員で取り組まなければ成功しません。

歯周治療は、地域社会の歯科医院の仕事である

　別の見方をすれば、病因論の進化により歯周治療は、専門医のみが行う限定されたものではなく、地域社会の歯科医院でこそ行うべきものであると示しています。

　ここまで歯周病の病因論を歴史を追いながら多くの症例とともに解説してきました。わかったつもりでも、頭で理解したことを毎日の臨床で実践するには別の難しさがあります。なぜなら、新しい修復材料や技術を始めるためには歯科医師一人で問題が解決可能ですが、これまで述べてきたように、歯周治療とメインテナンスをおこなうためには歯科医師と歯科衛生士がチームを組んで向上していかなければならないからです。
　つまり、「医院づくり」が不可欠です。医院づくりには、歯科医師とは別に院長としての役割を理解し、スタッフを育成していくことが欠かせません。第2巻では、多くの若い院長も加わって様々な地域で実践できるノウハウが掲載されますので、是非参考にしていただければと思います。

第2巻〜第5巻へ →

参考文献

1) 月星光博、岡賢二：ペリオドントロジー&ペリオドンティクス歯周治療の科学と臨床、第1〜5報、歯界展望、1986,1987；99,100．
2) Sigurd P.Ramfjord、石井正敏：Dr.Sigurd P.Ramfjordの論文「歯周療法学における諸概念の変遷」をめぐって、日本歯科評論、1987；47（2,3）．
3) Sigurd P.Ramfjord、石井正敏：Dr.Sigurd P.Ramfjordの論文「歯周療法学における諸概念の変遷」をめぐって、日本歯科評論、1987；47（5）．
4) Prichard JF. Advanced Periodontal Disease: Surgical and Prosthetic Management.Philadelphia W.B. Saunders, 1972.
5) 岡賢二、岩崎真由美他：スケーリング、ルートプレーニングをきわめる、デンタルハイジーン、1989；9（1）．
6) 岡賢二、藤木省三：岡歯科医院と大西歯科の長期経過症例とその背景にある病因論治療技術チームワーク、東京：インターアクション、2015．
7) 岡賢二、藤木省三：歯周治療と真剣に向き合うチームを作り上げるために-、東京：インターアクション、2016．
8) 天野敦雄、岡賢二、村上伸也監修：ビジュアル　歯周病を科学する、東京：クインテッセンス出版、2012．
9) 稲葉修：楊枝からから世界が見える-楊枝文化と産業史-、東京：冬青社、1998．
10) 石川烈監訳：AAP歯周疾患の最新分類、東京：クインテッセンス出版、2001．
11) マーティン・J・ブレイザー：失われていく、我々の内なる細菌、東京：みすず書房、2015．
12) ロブ・デザール、スーザン・L.パーキンス：マイクロバイオームの世界、東京：紀伊國屋書店、2016．
13) Page RC, Kornman KS. The pathogenesis of human periodontitis: an introduction. Periodontol 2000 1997；14：9-11.
14) Johnson NW, Curtis MA. Preventive therapy for periodontal diseases. Adv Dent Re 1994；8（2）：337-348．
15) Socransky SS, Haffajee AD. The nature of periodontal diseases. Ann Periodontol 1997；2（1）：3-10．
16) Page RC. Critical issues in periodontal research. J Dent Res 1995；74（4）：1118-1128．
17) Roy C. Page：歯学研究-歯科臨床への貢献、歯界展望、1995；87（5）．
18) Page RC, Beck JD. Risk assessment for periodontal diseases. Int Dent J 1997；47（2）：61-87．
19) 石井正敏、熊谷崇、岡賢二、Prichard：難治性歯周炎をめぐって、上、下 歯界展望、1987；100（2,3）
20) 岡賢二：病因論と時間軸で語るBiology-Oriented Dentistry-メンテナンス治療累計1,000年の症例アーカイブス、東京：クインテッセンス出版、2011．
21) 藤木省三、岡賢二：それでもタバコを吸いますか、クインテッセンス出版、1993年．
22) Socransky SS, Haffajee AD. Dental biofilms: difficult therapeutic targets. Periodontol 2000, 2002；28：12-55．
23) Kato T, et al：Measurement of reduced gingival melanosis after smoking cessation：
A novel analysis of gingival pigmentation using clinical oral photographs：Int.J.Environ.Res.Public Health 2016；13：598．
24) 天野敦雄：侵襲性歯周炎アップデート講座、歯科衛生士、2017；41（1），
25) Löe H. Periodontal diseases: a brief historical perspective. Periodontol 2000 1993；2：7-12．
26) 伊藤中、岡賢二：歯科衛生士のためのペリオドントロジー、デンタルハイジーン別冊、東京：医歯薬出版、2016．

［著者プロフィール］

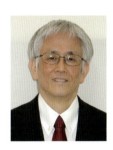

岡 賢二
おか　けんじ

大阪府吹田市開業　岡歯科医院

1977年　大阪大学歯学部卒業、歯科補綴学第一教室入局
1982年　大阪府吹田市にて開業現在に至る

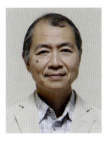

藤木 省三
ふじき　しょうぞう

兵庫県神戸市開業　大西歯科

1980年　大阪大学歯学部卒業
1985年　神戸市灘区で開業
1998年　日本ヘルスケア歯科研究会会長
現在　　一般社団法人　日本ヘルスケア歯科学会　副代表

HOME DENTIST PROFESSIONAL Vol. 1
歯周病の病因論と歯周治療の考え方

2017年10月20日　第1版第1刷発行
2018年10月20日　第1版第2刷発行

著	岡 賢二／藤木 省三
発行人	畑 めぐみ
装丁・本文デザイン	鮎川 廉
発行所	インターアクション株式会社
	東京都武蔵野市境南町 2-13-1-202
	電話　070-6563-4151
	FAX　042-290-2927
	web　http://interaction.jp
印刷・製本	シナノ印刷株式会社

Ⓒ 2017　インターアクション株式会社　　　禁無断転載・複写
Printed in Japan　　　　　　　　　　　落丁本・乱調本はお取り替えします
ISBN 978-4-909066-02-2 C3047
定価は表紙に表示しています